はじめに

私たちは、便利で快適な生活を楽しんでおりますが、しかし、その便利な快適な生活の周囲には、農薬入りの食べ物や添加物の多い化学物質の合成食品が無防備に氾濫しています。それらを長い間食べることで体内に蓄積され、病弱な人は原因不明の病気や慢性化した病気で苦しんでおります。体内に蓄積されたこれらの不要物質（化学物質や毒素）は、細胞を傷つけたり殺したりして、器官の正常な機能はできなくなっております。

長い間、体に蓄積された化学物質は１５０種類以上もあるそうです。

病気になってしまった理由のひとつとして、自律神経がコントロールしている器官（肝臓・脾臓・膵臓・胃・腸など）の細胞が傷ついたり、弱っていたりのダメージを受けているために正常な生命活動ができないので、病気となってしまいます。

その主たる原因のひとつとして、活性酸素が引き起こしていることはよく知られています。

これらの原因で免疫力の低下や自律神経の機能が低下して、それぞれの器官の不具合を引き起こして、病弱な体になってしまいます。

私たち人間は、年とともに髪に白髪が多くなると、老いてゆく己の姿に心悩ます人もいることでしょう。疲労を感じて気力が衰え病気が悪化したりすると、いつまで元気に健康で生活ができるのか、そして、認知症になってしまうのではないかと心細くなります。

このように老化と長びく病気に悩みを持つ人のために書いたのが本書であり、どのようにすれば病気に克つ体力と免疫力と気力が増進し、健康に自信を持ち病気の悩みを解消して、将来に希望を抱き、健康な生活が過ごせるのかとの秘訣を本書で公開しております。

タカタイオン療法のマイナスイオンの効果で、多くのいろいろな病気を改善しております。その改善報告はすべてが臨床例で体験談ではございません。

東北大大学院の健康政策学　坪野吉孝教授は「ほとんど少ない臨床データーと虚偽の体験談」で健康ブームの影で新聞の悪い記事になるようなニセの「虚偽体験談」に、十二分に注意をするように警告しております。

最近では、全国で長い間無料体験コーナーをしている大手の健康器具メーカーがウソの体験談や誇大宣伝で営業をしていた体験会場が朝日新聞の記事やテレビで報道され話題になりました。(興味のある方はお電話を下さい。新聞のコピーを差し上げます。）

これは、病気で苦しんでいる無料体験コーナーに来た人々にウソの誇大表現で、高血圧や糖尿病、さらにガンが治ると宣伝したり、体験者のビデオを上映して、信用させたり、高齢者をだまして商品を販売しておりました。

国民生活センターの伊藤汐理さんは、高齢者が抱えているいろいろな悩みにつけこんで勧誘する無料体験業者を信用しないでほしいとＮＨＫのテレビで警告しております。

どちらにしても、悪い意味での新聞やテレビ報道になるようなウソの体験談や無料体験コーナーでのウソの誇大宣伝をして高齢者をだまして商品を販売していたことは非常に悲しいことです。若しかすると氷山の一角で同じような誇大な宣伝やウソの体験談がもっとあるのかも知れません。とにかく体験談には十二分にご注意ください。

タカタイオンの改善例は、すべてが大学医学部や病院で患者をマイナスイオン効果で改善させた臨床例ですので安心して参考にしてください。

私たちを取り巻く環境は大気汚染などの環境汚染、食品添加物や農薬などの化学製品、ストレスなどです。

こんな時代だからこそ、一人でも多くの人がタカタイオン療法で健康を取り戻し、また健康を維持して病気を予防するために役の立つことを願っております。

2014年4月

工学博士　寺沢充夫

目次

第二章　タカタイオンの効果を実験で確かめる

第三章　からだの中の電気現象

第四章　健康に導く負電荷（タカタイオン）療法

第五章　臨床報告集

第一章
負電荷（タカタイオン）健康法

世界で初めて血液の中に生体イオンを発見する

この本で紹介する負電荷（タカタイオン）健康法は、日本では医学者として、アメリカアカデミーの正会員に推挙された国際的に著名な生化学者ドクターマキ　タカタ　が画期的な肝機能検査法を開発しました。そして、負電荷健康法の治療器を創設された動機は、電離放射線が生体に照射された時に生じる絮数値反応を研究している時に、負（マイナス）電位を生体に与えた時には絮数値は降下し、陽（プラス）電位を与えた時には上昇するという事実を発見したことに基づくものであり、その結果に基づいた治療法として電位療法が考案されました。つまり、「負電位」とはマイナス電位で、「陽電位」とはプラス電位のことである。「負電位負荷」とはマイナス電位を生体に与える。ということです。

負「マイナス」電位療法は、電流を使用するのではなく、電子を体内に与えることによって、陰（マイナス）イオンとして作用させるので、その他の電位

日本人の医学者で初めての国際アカデミー名誉会員となった偉大な業績の証明です

その業績は日本国内はもとより、アメリカやドイツなど世界各国で高く評価されました。下記の通り博士の正式名はタカタです。
※タカダではありません。

Dr. Maki Takata 博士
マキ タカタ

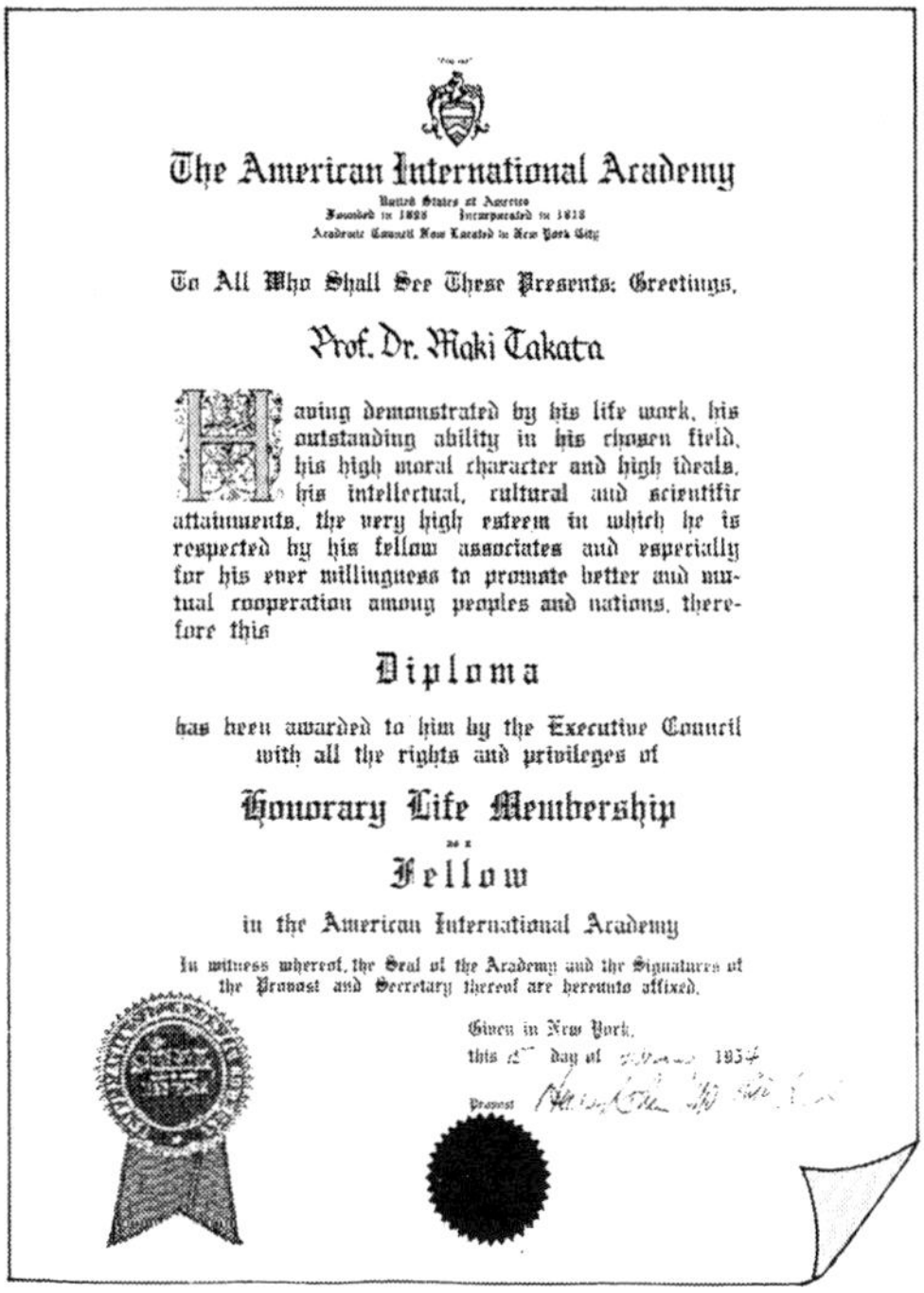

The American International Academy
United States of America
Founded in 1898　Incorporated in 1918
Academic Council Now Located in New York City

To All Who Shall See These Presents: Greetings,

Prof. Dr. Maki Takata

Having demonstrated by his life work, his outstanding ability in his chosen field, his high moral character and high ideals, his intellectual, cultural and scientific attainments, the very high esteem in which he is respected by his fellow associates and especially for his ever willingness to promote better and mutual cooperation among peoples and nations, therefore this

Diploma

has been awarded to him by the Executive Council with all the rights and privileges of

Honorary Life Membership
as a
Fellow
in the American International Academy

In witness whereof, the Seal of the Academy and the Signatures of the Provost and Secretary thereof are hereunto affixed.

Given in New York,
this 　 day of 　 1954

Provost

アメリカ国際アカデミー名誉会員証

療法とは全く異なった治療法です。１００％のマイナス電子を生体に与えるとマイナス電子は、体の中に入り陰（マイナス）イオンとなるために無感覚のうちに種々の病気が体内の内部より治療して多くの効果や作用が期待されます。

それでは、どうしてマイナスイオンが体内に入るのでしょうか

マイナス電子は、ホッピング理論により本体から接続された金属の板（治療導子）を手に持って治療すると血液中のガンマー2　グロブリンに移動（トラップ）し、全身に運ばれて行きます。

ガンマーグロブリンは、血液中の血清にあり、ガンマーグロブリンの中にはガンマー1とガンマー2があって、ガンマー2グロブリンはマイナス電子を運ぶ担体であることを博士は発見し、日本電気泳動学会より表彰され、外国では、ドイツの学者は、この偉大な発見にＴ２蛋白という名を与えました。

マイナス電子を受け取ったガンマー2グロブリンは陰（マイナス）イオンとして全身の細胞に治療効果を与えて行きます。

ガンマー2グロブリンのことを別名「生体イオン」とよびこの生体イオンは血液中には赤血球、白血球と透明な血清があります。この血清の中にはナトリウムイオン、カルシウムイオン、カリウムイオンがありますが、実は、この他

にプラスとマイナスの電荷を持った糸状の蛋白体があり、この物質が生体イオンであることを発見しました。

それでは、生体イオンを体に与える治療効果はどのような効果があるのでしょう。

体内に侵入するマイナスイオンの行方

人体の体表（皮膚）には必ず多少の湿気があるので、タカタイオン療法の治療導子を手に持つと同時にマイナス電子（電荷）は湿気のある体表に伝わり、気官、気管支、肺胞、汗腺、皮脂腺などに伝わって、各々の突出している部位に多く集まります。

気官、気管支、肺胞の表面や汗腺、皮脂腺の内面に向かったマイナスイオン（電子）は直ちに血清内のガンマーグロブリンに捕捉されますが、その補足される証明を高田・村杉・高田（静）・藤井・畑下先生方は架数値によって証明されました。

そして、補足されたマイナスイオンは血液とともに全身の血液循環により、身体のあらゆる臓器や組織の細胞の周りを体液として流れ、ある場所では速く、ある場所ではゆっくりと移動して細胞の周囲に存在すると考えられます。

細胞の細胞膜の周囲に集まったマイナスイオンは細胞活動の機能を向上させ、さらに機能が低下した細胞を賦活改善（元気に）させます。このことを証明する実験で、小畠・吉田先生はモデル膜により細胞内電位が上昇することを証明されました。特に体液循環の緩やかな部位の細胞にはマイナスイオンの大きな影響を与えることになります。例えば、脳幹や小脳の神経細胞周囲、リンパ節内、胃や腸壁内、血管壁内、骨髄組織細胞周囲をまわる体液などが考えられます。

つまり、全身の皮膚の表面にマイナスイオン効果を与えますが、体内の場合はこれらの部位が皮膚の次にマイナスイオン効果を与えられる部位であり、その後、体液が速く流れている部位はマイナスイオン効果が遅くなると考えられます。いずれにしても、マイナス電子を受け取った血液中のガンマーグロブリンは血液や体液と一緒に全身をまわりますので、全身にマイナスイオン効果を与えることとなります。

このように、体内にとどまるマイナスイオンは毎日タカタイオン療法を繰り返すことによってより多くのマイナスイオンが体内に増加し、弱った細胞やDNAが傷ついた細胞を見つけて酸素や栄養を与えて元気にしてやり、病気を改善して元気にしてくれております。

その治療時間は1日1時間、できるだけ毎日行うのが理想的ですが、忙しい人は1日おきでも効果があります。しかし、1ケ月に1度では効果がありませんのでご注意ください。

タカタイオン療法のマイナスイオンやカチオン効果を体内に残しておくためには毎日治療をすることが大切です。治ったからといって治療を止めずに、長い期間治療することをおすすめ致します。危険な副作用はなく、無害安全ですのでご安心ください。

特に治療中は血液や体液とともにマイナスイオンがまわっておりますが、病気の箇所の細胞の数を数えたことはありませんが、病気によっては何十万個、何百万個という数の細胞が弱っていると考えられます。くどいようですが、病気は1日や10日で完全に回復はしません。

血液の改善や自律神経さらに、内臓諸器官の改善もしなくてはならない人もおりますので、一概に直ぐ治るとはいえません。

負電荷（タカタイオン）療法の基本的な効果

一、生体イオン効果とは
　血液中に法則的に規則正しくマイナスイオンが増加する。
二、カチオン効果
　血液中のナトリウムイオンとカルシウムイオンは増加し、カリウムイオンは減少する規則正しい変動が体内で起きます。

　この血液（血清）内の生体イオン効果とカチオン効果の規則正しい移動はタカタイオン療法だけに起きる特殊なマイナスイオン効果です。
　これらはタカタ血清絮数値反応で医学的に証明されております。　この原理をもう少し詳しく説明しますと、生体イオン効果とは、血液中にマイナスイオンが増えて細胞の膜電位の透過性に影響を与え、栄養と酸素が細胞内に入り易くなり、さらに細胞内の老廃物と炭酸ガスが出やすくなり、細胞は呼吸がやりやすくなるので弱った病的な細胞は賦活改善（元気）されます。

そして、カチオン効果とは血液中にカルシウムイオンが増加すると血液中に溜まっている老廃物（乳酸、リン酸、酪酸など）の酸性物質を中和し、身体の酸性化を防ぎ（無害化し）血液は健康な弱アルカリ性（サラサラ）に保たれ、さらに、体内のペーハー値を正常に改善していきます。さらに、ナトリウムイオンは細胞外に移動しますが、その時に細胞内に溜まっていた余分な水を伴って出てくるためにいろいろな改善効果を与えます。改善効果を一番与えるのはよく世間では「血液サラサラ」の言葉を良く宣伝しております。なぜどうして血液が弱アルカリ性（サラサラ）なるのか具体的な説明はされておりません。

ただ、治療すると血液がサラサラになりますということだけですが、負電荷（タカタイオン）療法は血液が弱アルカリ性（サラサラ）になる原因をカチオン効果で証明しております。

カリウムイオンが逆に血液内から細胞内に移動しますが、これは細胞を賦活します。そして、細胞内と外のミネラルバランスが整えられ全身の約60兆個の細胞が賦活改善されます。

血液が弱アルカリ性（サラサラ）になると血液ペーハー（pH）が正常化され

ます。そうすると細胞内で代謝を営んでいる多くの種類の酵素群が著しく活性化を始めます。そして、生体酵素はそれぞれ至適ペーハー（pH）があって、そのペーハー（pH）の下でなければ作用しません。たとえば、神経は6.8　肝臓は7.35　脳は7.05　骨髄7.35　とそれぞれ至適ペーハーが違います。この至摘ペーハーは血液ペーハーによって間接的に支配されておりますので、血液を浄化して弱アルカリ性（さらさら）に保つことが大切です。

負電荷の100％の電子を体に与えると、細胞膜のＡＴＰが活性化して、膜のＡＴＰ合成機能が高まり、膜のイオン能動輸送力が活発になって細胞内外のイオンバランスが正常化されます。細胞内に残留している余分なナトリウムイオン、カルシウムイオンは血液中に移行し、反対に血液中に滞留しているカリウムイオンは細胞内に戻され、細胞内外のミネラルバランスが整えられて、膜電位が増強され、生体電位が充満します。カルシウムイオンが血液中に増加すると血液中に溜まっている老廃酸毒（乳酸・ケトン体・酪酸）が中和されて無害化され血液が浄化されて弱アルカリ性（サラサラ）に保たれ、生体電位が活性化し、体質が改善されます。負電荷（タカタイオン）療法の特徴のひとつは血液を弱アルカリ性にすることです。血液ペーハーが正常化すると細胞内で代謝を営んでいる酵素群が著しく活性化して健康に導きます。

このように負電荷（タカタイオン）療法が、血液や血液のペーハーを正常化するということは全身の酵素活性を高めるので誠に有難い事です。

負電荷（タカタイオン）療法を続けて治療していると、前にも述べたように血液中のガンマーグロブリンがマイナス電子を受け取ってマイナスイオンとなって全身に運ばれて病的な細胞や活性化していない細胞がマイナスイオンを受け取り元気に活性化します。

また、ガンマーグロブリンは体の免疫抗体となる蛋白質ですから血液中のガンマーグロブリンがマイナス電子を受け取って活性化すると免疫力が付きますから、少々のことではビクともしない健康体をつくり上げることが出来るわけです。再三述べるようにタカタイオン療法を続けていると血液は弱アルカリ性（サラサラ）になり自律神経のバランスやペーハー（pH）が整いますから体質が正常化に向かい、心身ともに健康な体を取り戻すことが出来ます。

健康と美容と若返りの秘訣

医学博士　高田（タカタ）蒔
（マイナスイオン療法の開発者）

最初に、高田（タカタ）蒔博士の正式呼び名はタカダではなくタカタでその証拠は毎日新聞28年9月20日の記で報道されており、さらにアカデミー名誉会員にもドクター　マキ　タカタと記されております（上記の新聞を購読したいという方は、その他の記事も一緒に無料で差し上げますので、お電話ください）。

負電荷療法（マイナスイオン療法）は全然無感覚であるために、中には、なんとなく物たりないという人もいますが、これは認識不足もはなはだしい言葉であります。実はこの無感覚は負電荷（マイナスイオン）療法の安全無害性と関係のある特色の一つであります。

即ち負電荷療法は全身に一定の電圧をかけ、それによって生体イオンとナトリウム、カリウム、カルシウムのようなカチオン（電解質イオン）を法則的に一定方向に移動させ、この「イオン効果」によって細胞の機能を全身に賦活させる方法のため無感覚であるのが当然であり、無害安全であります。

この生体イオン（電解質）の法則的な移動は、負電荷療法（タカタイオン療法）の場合のみ起こる生体内の特異的な現象でありまして、他の場合での電気療法（電位治療器）では全く見られない特色であります。

負電位治療法のイオン効果が脳幹にある覚醒中枠の興奮をおさえるとともに大脳皮質の興奮をおさえるために不眠症には良く効きます。

次に便通が良くなるのは消化と腸の蠕動が良くなるから便秘や下痢に効果があります。

次に、肝臓は、生体にとってきわめて大切な臓器で新陳代謝の中枢器官であり、唯一つの解毒器官であります。

この肝臓が病気にかかって悪くなりますと、血液にもいろいろな病的変化が現れます。

負電荷治療の強肝作用は、肝臓内に流れ込む血流の量を増大しイオン効果によって、肝臓の新陳代謝と関係する「酵素」の作用を賦活させるためと考えられます。この作用は、単に肝細胞だけでなく、全身の細胞にも共通した作用があります。肝臓機能が、長期にわたる負電荷療法によっても全く障害を受けない重要な事実は、負電荷療法の安全無害を立証するもので負電荷治療の長所の一つであります。

次に、負電荷療法の独特な強心作用は、心臓を栄養にしている環状血管を拡張し、栄養分を沢山に心臓へ送り込んだ結果、心筋の栄養が良くなること、他方心筋酵素の働きもイオン効果によって賦活され、さらに心臓の運動を支配している自律神経のバランスも良くなるためと考えられる。

心筋が強くなれば、末梢への血行も改善され、それと同時に末梢血管も拡張しますから、全身の血流は益々良くなって血流は体の隅々までよく廻るわけです。

次に、新陳代謝は、植物神経（自律神経）といって、大脳の命令に従わない自律神経の支配を受けています。

内臓や消化管も自律神経の支配を受けておりますが、負電位治療には、この自律神経系の機能のアンバランスを立て直す作用があります。

要するに、負電位療法による新陳代謝の改善は、全身細胞の機能が全体的に賦活された結果であり、その賦活作用は細胞に対して直接的であると共に体液や神経を介しても影響するものであります。

とに角、植物神経（自律神経）の機能が全体的によくなれば新陳代謝が良くなり、同時に生活現象を調節するホルモン腺の働きもよくなりますから、健康は益々増進するものであります。

私は、多数の患者にタカタイオン療法を施行し、従来の治療法とは比較にならない好成績を上げることができました。文中の臨床経験や臨床で、睡眠作用、鎮静鎮痛作用、鎮咳作用、抗過敏症作用、神経麻痺や半身付随に対する好影響、難聴、視力障害に及ぼす好影響、血圧調整作用等広大な治療スペクトルムを観察し、適応症の極めて多いことを認めたが、さらに副作用がなく無害安全な治療法であることを確認しました。

老人性白内障も軽快することもありますが頭痛、肩こり、腰痛、神経痛、五十肩に対しても有効で、関節痛、特に奨液性関節炎には卓効を奏し、リウマチや関節リウマチにも有効で歩行も楽になります。その他、高血圧や低血圧にも多くの場合著効を与えます。

タカタイオン療法は健康を増進しながらもし病気のところがあればその病気を治し、苦しいところがあればその苦しみを取り、皮膚病があればそこを治して、いやが上にも自然の健康美と若返りを発揮するものがありますが、実は体の奥深くにある臓器や組織の機能を同時に治療することにより、総合的な結果として健康と若返りの効果を発揮し、いろいろな病気を治療する万能的な治療法はタカタイオン療法のマイナスイオン効果以外には考えられません。

タカタイオンイオン療法による健康と若返り法は長期に渡る治療を原則とし、これによって顕著な老化防止の効果をあげうるが、それと同時に健康と活力や精力を増進させる異色ある若返り法であります。

昭和32年4月24日

現在は、新しいコンピュータ技術を導入された「ニュータカタイオン」として厚生労働省の認可を取っております。

健康を左右する血液を改善する

血液を顕微鏡でのぞいてみると、その中心は血球細胞がギッシリと生息している。いろいろな血球細胞のうち最も多いのが赤血球で円盤形をしている。赤血球の重要な機能はガス交換です。成人の場合赤血球の全数が25兆個という天文学的な数です。

赤血球には核やミトコンドリアなどの小器官がありません。しかし、ヘモグロビンという鉄を含んだ蛋白質そのもので肺と分身の細胞との間を往復して酸素や炭酸ガスを輸送する電車となるものです。

人間の赤血球の寿命は120日ぐらいで寿命がつきた赤血球は脾臓や肝臓で掃除屋というべき「大食細胞」に食いちぎられてしまい、ビリルビンという黄緑色物質に変化し排泄されます。

私たちの体内には、心臓を起点として常に血液は全身を循環し続けています。その人体の血液量は、たとえば、体重52kgのひとなら血液は約4kgで、1升瓶2本分になる量です。血液の成分は、赤血球・白血球・血小板と血漿という液体の成分から成り立っている。

赤血球のガス交換は、肺で酸素の補給を受けてそれを全身の細胞に供給し、二酸化炭素を受け取る役目をしている。

白血球には、好酸球・好塩基球・好中球の三者が存在する。この三者が体内の戦闘部隊（免疫）として、それぞれ異なった戦闘方法をとって外敵（病原菌）に対する防衛反応をする。これらは、血管壁をすり抜けて結合組織内へ遊走す

る能力を持っているため、血液の流れの中よりも組織間で生息する時間の方が長いのです。（白血球の30％はリンパ球です）

血小板は、血管が傷ついて出血した時、血漿に溶けている蛋白質に働きかけてかたくなって傷口に血栓をつくって止血する働きがあります。血漿の90％は水分でそのほかに少量の蛋白質やブドウ糖、塩分、カルシウム、リン、ホルモンなどが溶け込んでいます。

血漿の主な役割は、体に必要ないろいろな物質を全身に運び、また、新陳代謝による老廃物を持ち去ることです。

体のすみずみの細胞は血漿中の水分や蛋白質、糖質を受け取って新陳代謝をするためのエネルギーとします。

もちろん酸素や二酸化炭素を運ぶ赤血球や病原菌を退治する白血球も血漿の流れにのって全身に行き渡ります。血漿とは、大切な成分を運ぶ体内の運搬役なのです。

血液の成分

血液の成分は、液体成分の血漿と、血球と呼ばれる有形成分からなる

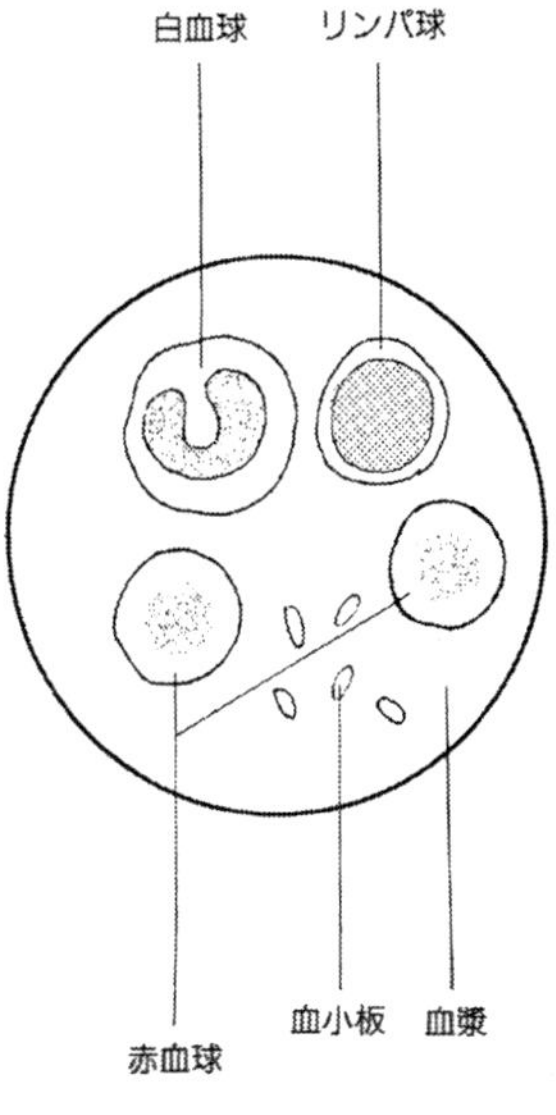

赤血球、白血球（リンパ球、好中球など）、血小板などの血球が、その約90%が水分である血漿《けつしよう》の中に漂い、血液を構成しています。

血液は体内を巡ると言われておりますが、実際には血管の中を巡って居るわけで、その血管が体のすみずみまでおよんでいるのです。

血管の中を流れている血液は、全身の細胞組織に酸素や栄養分を体の末端組織に供給し，引き替えに静脈で二酸化炭素や老廃物を受け取った血液を心臓へ戻すのも血管です。

心臓から始まる大動脈の血管の太さは1.5㎝センチありますが枝分かれを繰り返してしだいに細くなり、手首の動脈では３㎜ほどの太さです。

さらに、枝分かれを重ねてやがては細動脈を経て毛細血管になると7ミクロンの太さとなり、毛細血管は再び枝を合流させて太さを増しつつ静脈となり帰ってきます。

皆様がよく知っている「血液ドロドロ」という表現をよく耳にすることがあると思います。健康な血液はサラサラと全身を流れ赤血球があらゆる栄養や酸素、免疫物質などを全身の細胞に運んでくれます。しかし、不純物が多いドロドロした血液は血行が悪く、末梢まで行き渡らないため、体に様々な痛みをもたらす「微小循環不全」が起こります。

血液がドロドロだと、人間の体を健康に維持するための栄養の吸収や、いらなくなったものを出す排泄作用がうまくいかなくなってしまうのです。その結果浮腫（むくみ）、痛みやコリ、しびれ、体の冷えなど起こってしまいます。

さらに、そのまま放置していれば、あらゆる病気の原因となります。

血液は酸素や栄養素の運搬など重要な役割をしております。

そのため血液がサラサラとスムーズに全身をくまなく流れることが体の健康維持、ひいては生命活動の源となります。しかし、その重要な血液がドロドロ、ベタベタになったらどうなるでしょう。

ドロドロな血液は、血液が粘っこくなってドロドロしている状態で、ベタベタ血液は、血液中に過剰に含まれる糖（ブドウ糖）が原因です。
たとえば、甘い砂糖菓子で指がベタベタになるように血液がベタベタになるからです。ドロドロ血液やベタベタ血液に加えて血管が動脈硬化によってボロボロに傷んでいるところが脳の血管だったら間違いなく脳卒中やボケの原因となります。

ベタベタになった血液は全身に巡るうちに各臓器で問題を起こしていきます。血液がサラサラとスムーズに流れないため、流れがとどこおり粘り気ゆえに血栓をつくったりします。さらに、ボロボロで狭くなっている血栓は不純物が混じった粘り気のある血液がサラサラ流れるわけがありません。全身に悪さを与えてしまいます。　血液の良し悪しが体に与える影響が大きい、血流の良し悪しをコントロールするのは自律神経です。ということは、自律神経のバランスを良くすることによって、免疫、自己治癒力がアップします。

血管はホースのような構造をしていて、その中は常に血液で満たされています。でも、どれほど多くの血液が血管の中を流れていても、血管をつくっている細胞はそこからでも血液を吸収することはできません。血管の細胞は、血液を供給する毛細血管からしか血液を受け取れないのです。ですから太い血管が弾力のある若々しい健康な状態を保つためには末梢の細い血管の血液の流れがサラサラと流れることが必要なのです。自律神経のバランスの悪い人の血液は、円盤状できれいな形をしている赤血球が、変形したりくっついていたりしているからです。壊れた赤血球では酸素を運ぶことができませんし、壊れていなくてもくっついてしまったのでは細い末梢血管を通ることができません。つまり、自律神経のバランスが悪い人の血液は、充分な酸素を運ぶことができない質の悪い血液になってしまっていると思います。私たちは、毎日休むことなく食事をしております。毎日食べた食物は胃や腸によって消化されます。つまり、食物が蛋白質、脂肪、糖、ビタミン、ミネラルという五大栄養素となって血液に吸収されております。血液のほかに水分や肺から吸い込んだ酸素、ホルモン（内分泌臓器で作られた）それに、骨髄の中で作られた赤血球、白血球、血小板などの有形成分があり、さまざまな有効成分を含んだ血液は体内のすみずみまで送り届けられ、各器官に栄養素、水と酸素を配給し、それぞれの器官を養っています。そして、各器官の細胞の生活（代謝）の結果できてくる老廃物を血液が受け取り、主に腎臓や肺から尿や呼気を通して排泄しています。よって、血液の状態が悪ければ、体内の各器官に不調や病気が起きてしまうのはあたりまえです。

＜ヒトの血管図＞

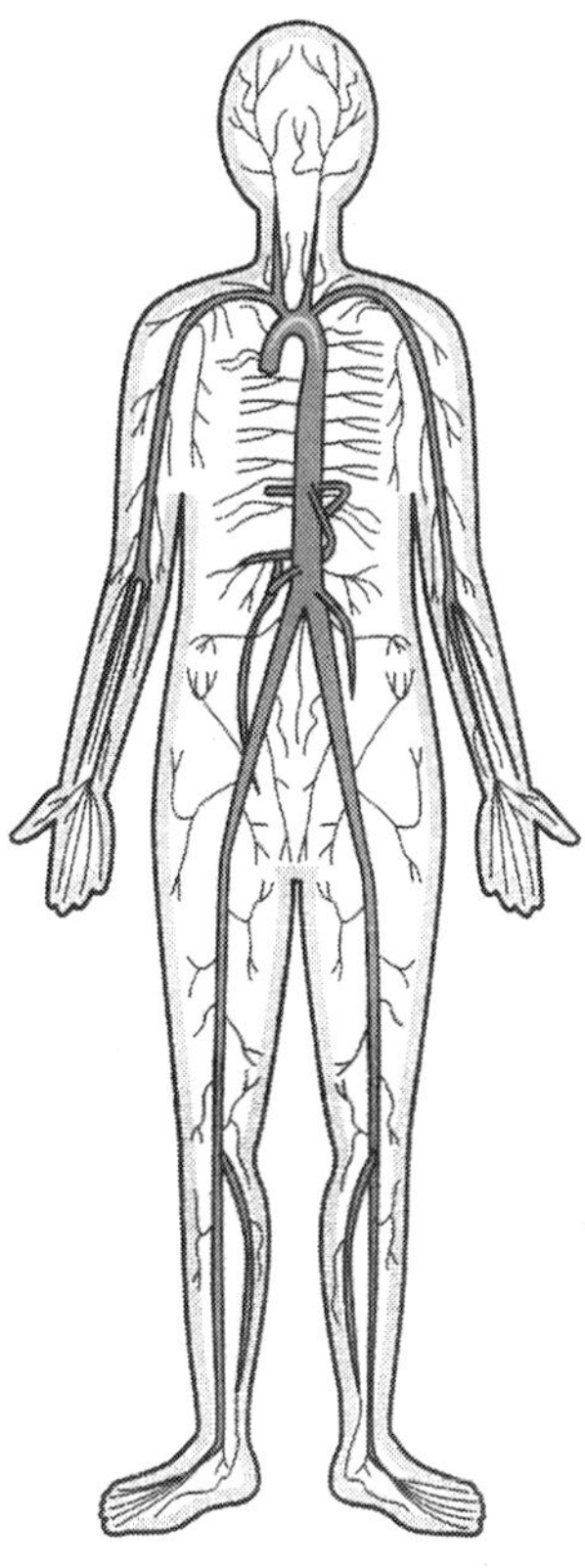

マイナスイオンは治療器の治療導子を通して、体表皮膚から吸収された毛細血管から血液に乗って全身の細胞へ運ばれます。

全身の血管をつなぐとなんと10万kmもあり、およそ地球を二周半するほどです。また、人体の血液の量は、体重が60kgの人は約4,600mlあります。
一升瓶で約２本半の血液が生命を支えております。

私たちはたくさんの細胞から作られています。

細胞は私たちが生きていくために必要な構造や機能がすべて備わっていて、たくさんの細胞の寄せ集目であることは、今や誰もが知っています。

細胞は、外部から栄養分を取り入れ、自分自身の体や活動のためのエネルギーを作り出すだけではなく、細胞で作った物質や老廃物を外へ放出しています。

細胞は、また、まわりの環境から化学物質、光、酸素、空気、熱などさまざまな刺激をたえず受けていますが、それらの刺激に応じて細胞内の活動を調節して自分を守っています。

それでは、細胞が集まってどのような体を構成しているのでしょう。

＜細胞の模式図＞

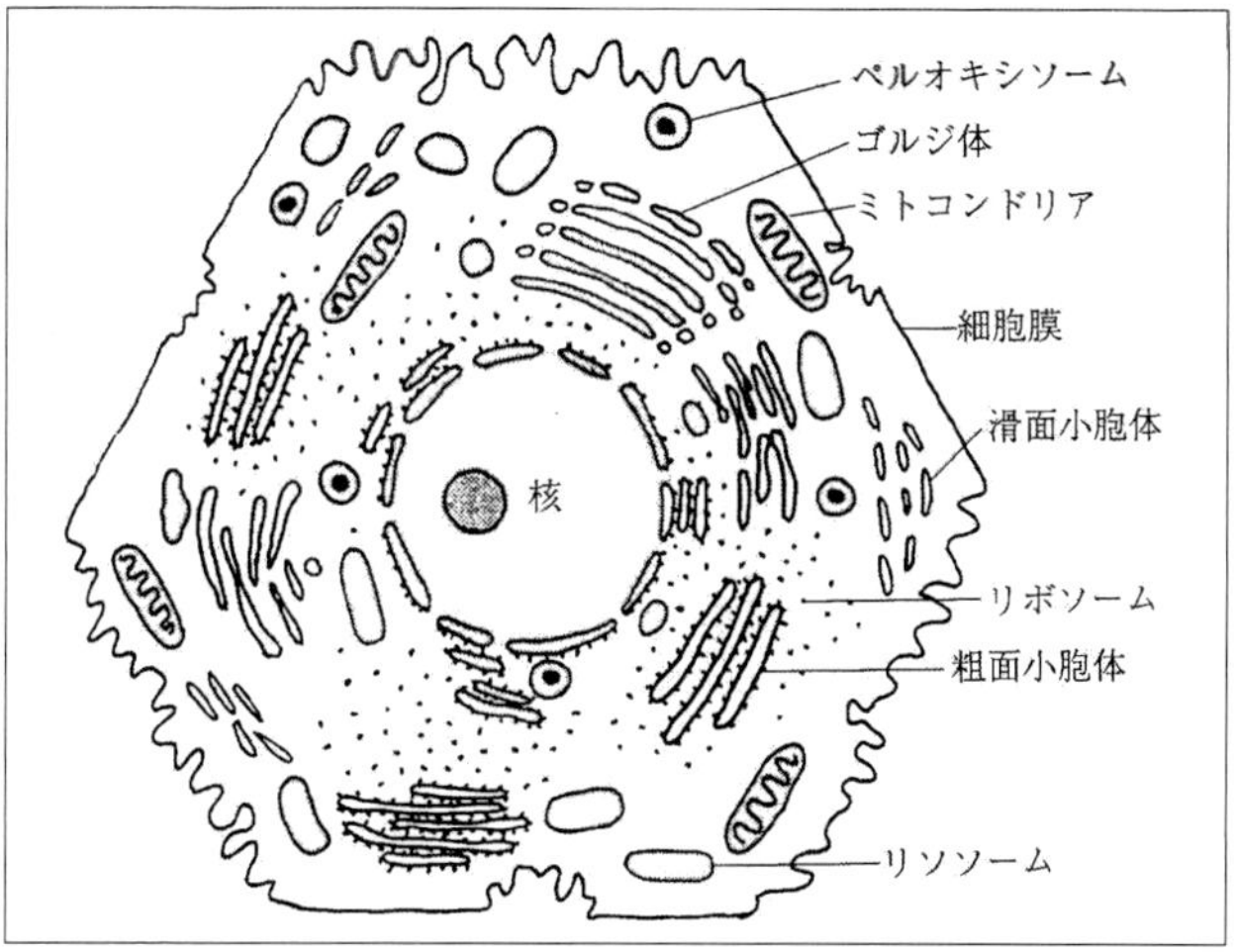

電子顕微鏡による細胞の模式図です。

細胞内には、それぞれ特徴のある形をした細胞小器官です。

じっさいの細胞の中には蛋白質や代謝物で高濃度に溶けている粘性の高いドロドロした溶液で、細胞ゾルといいます。

模式図には、たとえば、ミトコンドリアは４個から５個ぐらいしか書かれておりませんが実際の肝細胞として細胞の中には２０００個も含まれております。

リソソームも５～７個ぐらいしか書かれておりませんが実際は３００個もあります。本当は模式図のような細胞の小器官ではなく、細胞の小器官がびっしりと詰まっているのが本当のすがたなのです。

細胞小器官を囲んでいる細胞膜を生体膜といいます。

細胞膜の中に浮かんでいる主な小器官のほとんどは膜によって囲まれていま す。細胞が活発な活動をするためには、必要なものを取り入れて、不要なもの を排出すること。すなわち、関所と同じで細胞に必要なものは通して不要なも のは通さない重要な役目をしております。その細胞膜の主成分はリン脂質と蛋 白質です。そして、細胞膜や細胞小器官の膜の基本構造は脂質の二重構造になっています。

生体膜の蛋白質が膜を介した物質の輸送や外界との情報交換などをおこなっています。

このごく小さな細胞が約60兆個も集まって、これらの細胞の一つ一つが連携しながら働いていることで私たちは生命を維持しているのです。といっても、残念ながらほとんどの細胞は肉眼では見ることができないのとなかなか実感がわいてきません。

〈器官系の例〉

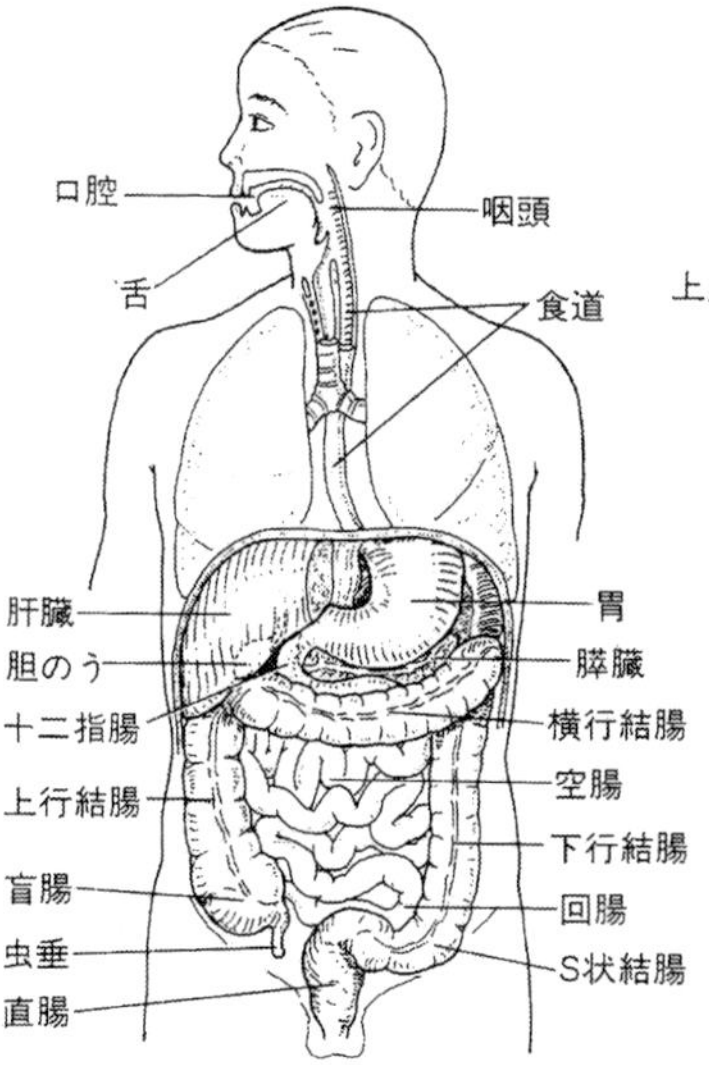

消化器系

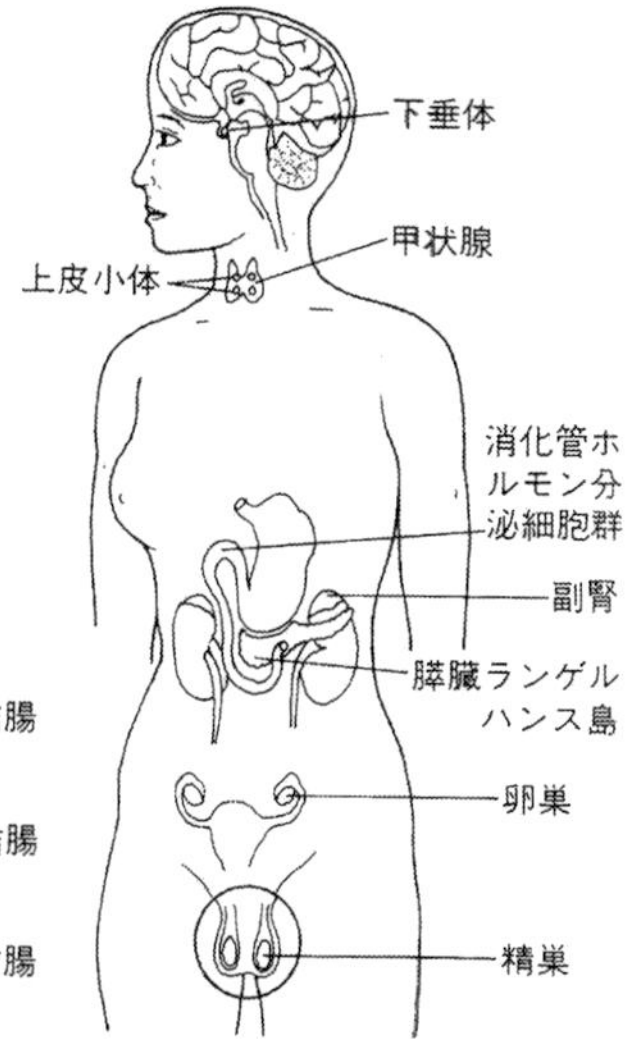

内分泌器系

身体を構成する10の器官系とそれに属する主な器官

1．脈　　管　　系－心臓，動脈，静脈，毛細血管，リンパ管
2．消　化　器　系－口腔，食道，胃，十二指腸，空腸，回腸，大腸，肝臓，膵臓
3．呼　吸　器　系－鼻腔，喉頭，気管，肺
4．泌尿・生殖器系－腎臓，尿管，膀胱，尿道，精巣，精管，卵巣，卵管，子宮
5．感　覚　器　系－眼球，外耳，中耳，内耳
6．内　分　泌　器　系－下垂体，甲状腺，副腎，上皮小体
7．外　　皮　　系－皮膚，毛，爪
8．リンパ性器官－リンパ節，脾臓，胸腺
9．神　　経　　系－大脳，小脳，延髄，脊髄，末梢神経
10．運　動　器　系－骨，骨格筋，靱帯

体の全体の中でいろいろな臓器類を構成している何千億、何兆という細胞の一個一個が生きていて、自分の仕事をしているから臓器としての働きができているのです。

つまり、私たちの体を作っている約60兆個の細胞一つ一つが働いていることによって生きていけるという状態なのです。

もちろんこれらの細胞はたんに勝手気ままな無秩序に寄せ集められているのではなく、ある特定の働きと形を持った細胞が集まると組織を作り、機関と臓器を作っています。それらの臓器は、肝臓、心臓、などは一種類の細胞で作られているのではなく多くの細胞が集まって全体として一つの働きする臓器が作られています。その細胞の種類は全体でおよそ２００種類もあるといわれています。

それではどうして同じような働きをしている細胞が１０００年も５０００年つづいているのでしょう。それは、私たち人間はある年齢に達すると子供をつくるようになり、子孫を残すために生殖細胞（卵子と精子）をもっていて、それらが結合（受精）することによって子孫をつくります。

卵子と精子が受精（結合）すると、新しい生命の細胞はほぼ一日で最初の細胞分裂をおこなって2個になります。その後、たった40週間で呼吸をし、手足を動かす数兆個の細胞からなる赤ちゃんへと成長します。

成長した赤ちゃんの体には、神経の細胞、肝臓の細胞、皮膚の細胞と様々な細胞が存在し、およそ２００種類の形も働きも異なった細胞があるといわれております。

考えてみると、私たち一人ひとりをもとにたどればただ一個の受精卵から出発したものです。

母親の胎内で細胞が増えて、10ケ月ほどの間に数兆個の細胞を持って一人の人間として誕生したのです。

最初の細胞が地球上に現れてから38億年という気の遠くなるような長い長い間私たちは命を絶やすことなく受けついでくることができたのは、自分を増やすことができたおかげです。細胞はどのようにしたら自分自身を複製させることができるのかを生まれながらに知っているのです。それは、細胞が延々と次の世代に受け渡しをしてきた遺伝子の中にその方法が書き込まれていたのです。

だからといって私たちは永遠に生きるのではなく、命があるものは必ず死を迎えてしまいます。この死という運命から逃れることはできません。

生きているものの使命は子孫を未来につなぐことです。新しい個体をつくりあげたもとの体は、もう人間としての役目を果たし終えたのでそこで寿命が与えられ、死を訪れることになったとも言われています。つまり、私たちは、次の世代の誕生と種の存続と引き換えに死を受け入れることになります。

このように私たちが生きていられるのは細胞が元気に生きていられる体内の環境を維持していくことが大切です。

自律神経のアンバランスや免疫力の低下、そして、活性酸素の毒で大切な細胞にダメージを与えて細胞を病気にしてしまうことは、つまり、私たちの体を病気にしてしまうことになります。

若し、遺伝子に寿命が書き込まれているとしたらその日が来るまで６０兆の細胞を病気もせずに健康な生活が出来ることが私たちの願いではないでしょうか。健康な生活が出来ていられれば多くの学者は、１２０歳と考えております。

ドクター　マキ　タカタは、負電荷（タカタイオン）の細胞を元気（賦活改善）するマイナスイオンとカチオン効果が同時に与えられることを電位負荷の法則をタカタ血清絮数値反応によって医学的に証明されました。

この療法によって治療効果があった疾患

文献報告（電位療法研究会一九八七年VOL14 No.1）

タカタ博士は、過去20年間にわたり負電位負荷（タカタイオン療法）による多くの治療効果を次のリストのように証明しました。

1. 疲労回復
2. 催眠作用
3. 便通調整作用
4. 食欲増進作用
5. 消炎作用
6. 創傷及び潰瘍の改善作用
7. 肉芽細胞形成促進作用
8. ケロイド軟化作用
9. 血管壁透過性の調整作用
10. 末梢血管拡張作用
11. 止血作用
12. 造血作用
13. 白血球増多作用
14. 血液蛋白集成の改善
15. 解熱作用
16. 鎮静作用

17. 痔の改善作用
18. 咳止め作用
19. 鎮痛作用
20. 抗リウマチ作用
21. 中枢神経・末梢神経及び植物神経
22. 強心作用
23. 血圧効果
24. 胃腸運動促進作用
25. 制酸化作用
26. 制汗作用
27. 腎機能の改善
28. 肝機能の改善
29. 抗アレルギー作用
30. 抗結核作用
31. 体質改善作用
32. 健康増進作用
33. 皮膚効果
34. 若返り効果
35. 美容効果など

以上の治療効果は健康増進をしながらもし病気のところがあれば、そこを改善し、病気で苦しいところがあれば、さらに、そこを癒し、その効果は、病気の程度や個人差はあれ、ほとんどが100％の効果を発揮することは事実です。さらに、長期にわたり治療を続けていても、全く無害安全であることがタカタイオンの特徴です。

第二章

タカタイオンの効果を実験で確かめる

タカタイオン療法は、なぜ、いろいろな病気に治療効果があるのか実験で解明しました。

治療器業界で初めて酵素を活性化出来ることを証明しました。

日本大学薬学部の実験では、最近生活に密着した酵素の利用はますます広がっています。酵素名のついたさまざまなサプリメントや飲みものや入浴剤とか洗剤などが出まわっています。

酵素という言葉が一般に浸透してきました酵素は万能であるかのようですが、しかし、その中には酵素の本体は蛋白質であることを忘れているのではないかと思われるものもあり手放しで受け入れるのは問題です。

例えば、食事をしている時に自分にこれは分解して消化しなさいとか、この栄養はどこで吸収しなさいとか体に指示しておりますのか？　そんな指示はしなくても食べたものは消化して吸収できて、血となり肉となり骨となって不要な老廃物は体の外に排泄するために分別する働きをしているのはいったい誰がどこで指示しているのでしょう。その答えは、「酵素」なのです。これはそのすべてにかかわっているのが酵素です。

私たちは生きていくために食事をします。しかし、ただ食事をしただけでは栄養を体内にとりいれ必要なエネルギーを還元することはできません。そこで活躍するのが「消化酵素」です。

消化酵素は、口から入った食物を消化するために使われますがその種類は多種多様です。炭水化物を分解する「アミラーゼ、脂肪を分解するリパーゼ、蛋白質を分解するペプシンなどがその代表各です。これらの酵素は、口の中で咀嚼されて食べ物が食道を通り、胃、小腸へと進んでいく段階で各々の栄養素が体の中に取り込まれやいサイズまで小さくなるように頑張って仕事をしています。そして、栄養素はほとんど分子レベルに近いサイズにまで分解され、小腸の微細な栄養吸収細胞を通って体内に吸収されます。

この栄養素が血液を通じて身体全体に運ばれ、「代謝酵素」との相互関係によって、内臓、血液、骨格となり、さらに、自己免疫力になっていきます。この過程が「新陳代謝」と呼ばれるものです。

酵素が順調に働けば、体内のさまざまな化学反応が迅速に行われ、新陳代謝も活性化されます。しかし、もし酵素が活性化されず不足すれば当然体に変調がおこり、さまざまな病気を引き起こす結果となります。さらに、困ったことは消化酵素も代謝酵素も一定量の潜在酵素の範囲内でしか作られません。潜在酵素を消化酵素として多量に使ってしまうと、その分、代謝酵素に回される量が減り、当然、その働きである免疫も弱ってしまいます。

若し、酵素不足になると血液を酸性（ドロドロ）にしてしまいます。

唾液の中にあるアミラーゼ酵素はデンプンがブドウ糖に分解されますが、この消化酵素が不足すると十分な分解が行われないため、消化されない糖はそのまま体内にさまよって血管に入り血液の中をただよいますので、未消化の糖が血液中に増えてくるのです。血液が酸性になって汚れてしまうのです。その結果、血液や血行が悪くなってしまいます。酵素不足の原因は毎日食べる食事にあります。熱処理によって酵素が死滅した加工食品、そして、過食、ストレス、たばこの吸い過ぎやお酒の飲み過ぎも原因となって、体に有害な「活性酸素」を増殖させてしまいます。どれも、酵素不足や栄養不足が、いろいろ病気となる一つの隠された重大な病気と結びつき、病気の発症の引き金となっているようです。

細胞内でおこなわれている代謝反応はすべて、ある物質がべつの物質に変化するという化学反応です。ここで用いられる触媒というのは、自分自身は変化しないで化学反応を早める物質です。

たとえば、角砂糖にマッチを近づけても燃えませんが、角砂糖の上に煙草の灰を置いてから火をつけると、角砂糖は炎を上げて燃え上がります。これは煙草の灰が触媒（仲立ち）となって燃焼という化学反応を起こしたということです。

生体内でこの灰の役割をしているのが酵素です。酵素は細胞内の穏やかな環境（弱アルカリ性）の中で代謝反応をすばやく進める生体触媒です。

たとえば、酵素がない時に300年かかる反応を酵素により1秒で行うことが出来ることを意味しています。

酵素のもう一つの重要な性質は、特定の物質だけに働いて特定の反応を行うのです。しかし、生体内のすべての反応は、それぞれ特定の酵素が関与しているのです。

酵素は常に最大限にその力を発揮しているとは限りません。細胞では、外部

の環境変化にたいして、関係する酵素がその働きを調節して自分を守っていま
す。細胞の必要性に応じて、働いたり休んだり、または、速くしたり、遅くし
たり活動を変化させるのです。体の中で休むことなくさまざまな化学反応が繰
り返し行われ60兆個もの細胞の新陳代謝を促し、生命活動を生み出しています。
酵素はまさに触媒です。

そして、酵素の活性点は、体内条件が一定に保たれていればアミノ酸分子の
電気的作用によって自動的に形成されます。この場合特に重要なことは、蛋白
質のクサリが糸まり状に丸まる時、糸まりの一部にちょうど鍵穴のような窪み
ができることです。

この窪みは酵素の急所で酵素活性点と呼ばれ、酵素反応はここで営みます。

近年、免疫機能は小腸に70％　大腸に10％　も割近くが（正確には小腸の粘
膜である腸管）に存在しているという事実が明らかになってきました。腸は体
に必要な栄養を吸収する場所というだけでなく、外から侵入してくるあらゆる
異物、病原菌、有害な物質などを取り込まないように食い止める関所となり、
抵抗力を持つ必要があります。小腸の長さは7メートルにも達し、その粘膜の
面積は成人ではなんとテニスコートの約1.5倍分に匹敵するほどの大きさがあり

ます。実に、免疫機能が腸に集中し対応しているというわけです。しかし、善玉菌が多くなって初めて、すべての免疫機能を活性化できるといいます。ということは、免疫力を上げるには、腸に善玉菌を増やし、腸内環境を良くしなければなりません。そして、腸内細菌のバランスさえ整っていれば、免疫力は高くなり、どんな不調でも回復に向かうことです。

さらに、体内にある「潜在酵素」は私たちが生まれた時から持っている酵素で免疫力を左右しておりますが、酵素には限りがあり、年を取り、使えば使うほど目減りをしてしまいます。

酵素が不足している状態を続けていると免疫力が低下し、体の不調になりますので、なお、深刻な病気を引き起こす可能性が高くなります。

活性化されない潜在酵素や薬を飲まずに、特別な食べ物を食べたり、ドリンクを飲まなかったりして、体内の潜在酵素を負電荷（タカタイオン）療法で活性化出来れば健康や病気に対して心強い味方になれます。

文中でわかるようにいろいろな大切な役目をしている体内の酵素を活性化できることを、日本大学薬学部生化学教授の高橋周七グループの実験（研究結果ＶＯＬ35）で負電荷（マイナスイオン）が深くかかわっていることを、タカタイオン治療器を使用して解明しました。ただし、酵素を活性化できるのは100％の特殊なマイナス電子だけです。プラス電子が少しでも入っていると効果はありません（詳しく知りたい方は、資料を請求して下さい。無料で差し上げます。）

市場では、いろいろな健康機器（電位治療器）がありますが体内で大切な役目をしている酸素を活性化できる実験などで証明した治療器がありますか。

酵素を活性化すると健康になれる

人類は経験的に発酵作用をとり入れ、たくさんの恩恵を受けてきました。なかでもアルコール発酵は人間生活に非常に密接に関係しており、古くから多くの研究がなされてきました。

むかしはアルコール発行には酵母菌の持つ生命力が必要であると考えられておりました。しかし、1897年にドイツの生化学者ブフナーが、酵母菌をすりつぶして細胞を壊してもアルコールがつくられることを示し、酵母菌の細胞内に発酵をつかさどる有機物質が含まれていると考えました。そして彼はこの有機物質が「酵素」であることを発見し、さらに有機化合物である糖からアルコールがつくられる反応が10以上の過程によりなっており、その過程すべてにそれぞれの酵素が関係していることも解明しました。

また酵素は生きている物質ともいわれ、人間の体内にも数千種類の酵素が存在し、さまざまな生命活動を支えております。私たちも酵素なしでは生命活動が維持できないほど重量な物質です。

酵素は細胞内でつくられるたんぱく質の一種で、物質の合成や分解など化学反応を起こすときの重要な触媒の役目をしております。

カチオン効果で血液を弱アルカリ性に導くため、細胞内部の酸性度が必然的に正常化されますので、細胞内部の主役である酵素が著しく活性化されます。

しかし、活性化させるためには血液や体液の至適ペーハー（酸性度）であることが絶対の必要条件となります。

タカタイオン療法によって血液が弱アルカリ性に傾いてくると体液も正常となり、当然酵素の働きも活性化されますので、肝臓には有効な薬はないといわれる今日、マイナスイオン療法は強肝法のひとつとして大いに期待できるでしょう。

肝臓は別名「生体化学工場」といわれ、酵素のかたまりといわれております。肝臓は人間にとって最も大切な臓器で、解毒作用をしていますが、肝臓の病気が進行してしまうと解毒作用が弱まり体内に毒素が廻ってしまい、難病が進み悪化してしまいます。

タカタイオン療法のマイナスイオン効果の特色のひとつでもあるカチオン効果は、血液をきれいにし細胞内部の酸性度を正常化にさせ、正常化することで細胞内部の代謝の主役である酵素の活性化も促進しています。酵素群を活性化するタカタイオン療法は、全身に存在するATPアーゼの作用促進によって身体のどこかで疲労したり損傷したりした細胞を活性化するのではないかと考えられます。その理由は、酵素実験ではウレアーゼを使用しましたが、ATPアーゼもウレアーゼもともに加水分解酵素ですから、同様の作用形式で機能が促進すると考えられております。

細胞内の酵素が活性化されるということは肝細胞も元気になるということになりますので、必然的に肝臓の機能が改善されます。

酵素は血液中の白血球にも存在しており、ATPアーゼ酵素が活性化されるとマクロファージ、リンパ球、T細胞、B細胞などの免疫細胞が活性化すると考えられるので、長い間治療を続けていると免疫力や自然治癒力が高まり、病気に負けない健康体へと改善されていきます。その元気になる理由は、多くの臨床報告によって証明されております。

細胞が活性化される最大の原因は、細胞が活性化するエネルギー「ATPase（ATPアーゼ）」という酵素の促進による細胞エネルギーの産生です。ATP全身的に存在するATPアーゼの作用促進により、身体のどこかで疲労したり、DNAが傷ついたり壊れたりした細胞が活性化されると考えられます。ATPアーゼ酵素はミトコンドリアの内膜でつくられ、神経や脳、腎臓などに高濃度で存在しており、さらに赤血球膜には約5、000個もあるといわれております。このATPアーゼの活性化によって約60兆個の細胞は改善されていくと考えられております。そしてATPアーゼの活性化で細胞は元気になり、臨床報告のように多くの患者の難病や生活習慣病を改善し予防することができるタカタイオン療法なのです。

病弱な人は、この酵素活性化が低下していることもひとつの原因です。その原因は血液が酸性化され、尿素の増加によると考えられます。尿素は肉類（たんぱく質）の最終代謝産物としてアンモニアを肝蔵において尿素に合成し、血液を介して腎臓から尿として排泄されます。しかし、尿素合成のために肝機能が酷使され、同時に血液中に尿素が増加して汚れてしまうため酵素活性が低下し、腎臓も酷使されてしまいますので、肉類（たんぱく質）の多食にはご注意ください。

業界で初めて自律神経のバランスを改善するイオン効果を証明する

タカタ博士のグループは、人体の生命活動は自律神経によってコントロールされており、自律神経のアンバランスによっても病気になるため、マイナスイオンで自律神経を正常にすればいいのではないかとする仮説を立てました。

その仮説を東京大学教授、松本元理学博士のグループと共同で、日本で初めて電位治療器業界でマイナスイオン療法だけが、ヤリイカの神経で自律神経を正常にする実験を行い証明したのです。これは「世界的にも有名な実験で、活動電位の低下しているヤリイカ神経軸索を潅流液の中に入れ、マイナス300ボルトで30分間療法を行った人から取られた血液を潅流液との割合が一対二になるように混入したところ、ただちに正常な活動電位119ミリボルト（正常値110～120ミリボルト）に回復して、これが持続したのです。

つまり、神経細胞が平常になったということなのです。ということは、マイナスイオン療法で治療している人の自律神経も改善されていることで、これを実験で証明したのです。

この実験結果をドイツケルン大学のゴール博士とシュルツ博士も高く評価しました。日本国内でもこの効果は高く評価され「日本温泉気候物理医学会」や「逓信医学総会」で発表されております。

この実験は、東京大学教授松本元氏、東邦大学医学部畑下敏行氏、東京工業大学教授織田暢夫、関東電気逓信局健康管理所長の協力によって行った実験でした。

体の中の大切な内臓や血管内分泌腺など、生きていくうえで必要な働きは、自律神経がコントロールしています。しかし、自律神経は自分ではコントロールできません。もし、この働きが弱まったり、間違ってしまうと免疫力が弱まり、さまざまな病気が発症したり、慢性化や難病化してしまいます。

自律神経は、肝臓、胃、膵臓、大腸、さらに血管、汗腺などの働きをコントロールし、脳からの指令を受けることなく独立しております。つまり、自分の意志でコントロールすることはできないのです。それゆえに自律神経が乱れてしまうと多くの症状が起きてしまいます。

植物神経（新陳代謝）が健康を増進する

（ドクター　マキ　タカタ博士）

新陳代謝は植物神経といって大脳の命令にしたがわない自律神経の支配を受けております。

内臓や消化管も自律神経の支配を受けておりますが、タカタイオン療法にはこの神経系の機能のアンバランスをたてなおす顕著な作用があります。したがって、従来根治不能といわれている気管支喘息がタカタイオン療法を熱心に続けることによって根治するのも、実にこの神経系のアンバランスをたてなおして機能を正常にすることと関係があります。

しかし、喘息の場合にはこの他になおアレルギー性の体質も関係しますから、タカタイオン療法がその抗アレルギー性作用によりアレルギーの面からも喘息を根治させると考えられます。とにかく、植物神経の機能が全体的によくなれば新陳代謝もよくなり、同時に生活現象を調整するホルモン腺の働きも良くなりますから健康はますます増進するわけです。

また、植物神経ホルモン腺の働きを支配しております。反対に食物神経の作用はホルモンからも影響を受けております。ホルモンはビタミンとともに新陳代謝の調整に重要な役割を演じておりますから、食物神経の機能が良くなれば当然新陳代謝はよくなり、健康はそれだけ増進するわけです。

タカタイオン療法による新陳代謝の改善は、全身細胞の機能が全体的に賦活された結果であると考えられ、またその賦活作用は細胞に対して直接的であるとともに体液や神経を介しても影響するものであります。また老化現象が次第に目立たなくなりさらに若返っていく現象は、新陳代謝が改善されて組織全体が若返ったものと説明されます。そして長く治療を続けていると、体に抵抗力ができて風邪をひきにくくなりますがこれは自然治癒力や免疫が高まるためです。

自律神経を改善して病気を治す

この実験もタカタイオン療法が多くの患者を改善してきた臨床例を考えますと、人間は多くの作用を自律神経に頼って生命活動をしておりますが、何かの理由でこの自律神経の一部に不具合（アンバランス）が起きますといろいろな病気が発病してしまい、そのままにしておくと難病になってしまいます。

タカタイオン療法の素晴らしさは、この自律神経のバランスを改善して正常にしますので、臨床報告のような多くの難病患者を救うことができるその理由を解明した、世界で初めて治療した人の血液で自律神経を正常にした実験です。

自律神経は体内の腎臓や肝臓、さらにすべての内臓や血管の運動をコントロールしており、いろいろな内臓の情報を脳に伝えるきわめて重要な器官です。たとえば自律神経が内臓の病気や異常な行動などの間違った情報を送ってしまうと、正しい判断ができなくなり病気が進行してしまいます。

自律神経には交感神経と副交感神経があり、特にリンパの流れをつかさどっている副交感神経はリンパの流れをサラサラにしています。さらに生体は複雑な神経網の中枢神経や末梢神経から成り立っております。この重要な働きをしている神経網のアンバランスを正常にすることも健康への大きなカギとなります。

この自分ではコントロールできない自律神経系を正常にするのがタカタイオン治療に対する最大の効果のひとつと言えます。

すべての内臓、内分泌腺、血管や全身の汗腺など、たとえば胃の運動や肝臓の運動を自分の考えで働かせたり休ませたりすることはできませんね。また、眠っているからといって自分の考えで心臓を休ませてしまうこともできません。

私たちが眠っている時も働いている時も正常にコントロールしているのが自律神経です。自律神経は決して脳の指令は受けておりません。独立して働いております。何にかの原因で自律神経が不規則に活動してしまうと病気の原因となります。病気である原因を正しく脳に知らせることができないため、難病にも発展してしまう可能性があります。

しかし、このヤリイカの実験によって自律神経が正常になったということは、血液を取ったマイナスイオン療法をしていた人の体も安定し、自律神経が正常に働いている証拠になり、すばらしい実験の報告となります。

競争社会や日常生活でもストレスによる自律神経のアンバランスによる難病

が増えているようです。

ドイツの大学医学部でもこの実験を高く評価したということは、タカタイオン療法が自律神経のバランスを正常にするということの評価でもあります。自律神経を改善することも健康への第一歩となります。

自律神経を私たち人間が自分の意志でコントロールすることは不可能です。たとえば、私たちが眠いからといって眠ってしまっていても胃や腸や肝臓も一緒に働きをやめて眠ってしまったら大変ですネ。具体的にいうと食事をして消化されて吸収するのには、胃や腸を働かさなければなりません。この胃や腸を自動的に働かせているのが自律神経なのです。

私たちが手や足を動かそうと思えば動かすことができますし、止めようと思えば動きを止めることができます。つまり意識的に動きをコントロールすることができます。しかし、胃や腸といった内臓は、いくら私たちが止めたり動かしたりしようと思ったところでその動きを意識的にコントロールすることはできません。

重要なことは自律神経のバランスがどちらか一方にかたよらないことが免疫力を高め病気を退治する最高の状態なのです。

若しも、この自律神経のバランスを自由自在にコントロールできるとしたら、私たちの生涯にわたって健康に生きる方法を手に入れることができるはずです。

体に現れる主な自律神経失調症状

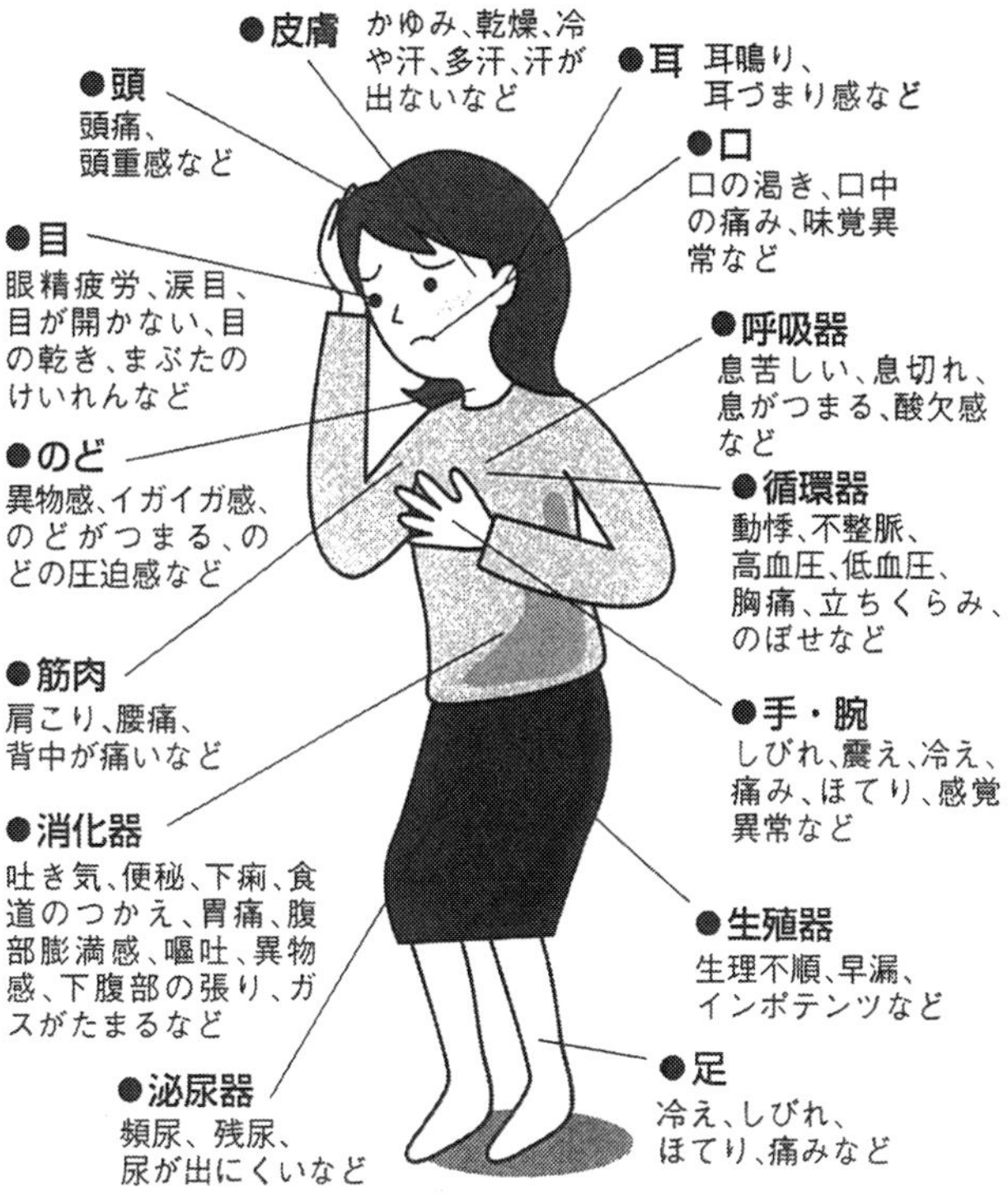

●全身症状

倦怠感、疲れやすい、めまい、ふらつき、微熱、ほてり、食欲不振、不眠、すぐ目が覚める、朝起きられないなど

●精神症状

不安感、イライラ、恐怖感、落ち込み、やる気がない、集中力がない、ささいなことが気になる、記憶力や注意力が低下する、すぐ悲しくなる、怒りっぽくなるなど

健康な人が病気になる原因はいろいろとありますが、最近では免疫系のトラブルや血管系のトラブルが多いようです。この二つのトラブルにどちらも自律神経の働きと深く関わっています。

自律神経のバランスがよいと血液中の白血球のバランスもよくなりますが、バランスが崩れると白血球のバランスも崩れてしまうので免疫力が下がってしまいます。それ故に、自律神経のバランスがいい時が最も免疫力が高い体になっていい状態といえます。

自律神経は、免疫系とホルモン系と密接な関係にあり、連鎖的な反応を起こします。

免疫の中心的な役割を果たしているのは、主に白血球ですが、白血球の種類ごとの数や働きは、実は自律神経の影響を受けています。それ故に免疫力を高めるのには、自律神経のバランスを整えることが大変重要なのです。

体に何かの原因でストレスが加わり続けると脳の視床下部になるホルモン調節が狂ってバランスを崩し、体の免疫機能が低下してきます。

また、免疫系が低下すると風邪をよく引き、いろいろな病気にかかりやすくなります。

ともあれ、自律神経・ホルモン系・免疫系は密接に関係しているのでこれらの中の一つでも異常を起こせば、ほかにも直ちに影響して、悪循環となります。病気にはなりたくないし、今の病気を治したいと誰もそう思って生きています。しかし、実際には病気になりやすい人と、病気になりにくい人がいます。この違いはいったい何によるのでしょうか。

いろいろな原因は考えられますが、その中の一つがどうも自律神経のバランスが崩れたことによるのではないでしょうか。

自律神経のバランスが崩れて臓器が悪くなるのは、その臓器の持っている機能が充分に働かない体内環境にあるからなのです。なぜ臓器が充分に働かなけないでしょう。臓器を構成している細胞が弱っているか病気のためと血流不足です。弱アルカリ性「サラサラ」の血流が充分に供給をしていれば、細胞は自分の力で健康を保つことができるのです。

自律神経のバランスを整えていれば、免疫機能が高まり、健康な人はより一層健康になり、病気の人は自然治癒が高まるので早く病状が改善に向かいます。

最近では、テレビ報道で全国に320万人もの精神バランスをくずした患者がおり、それにたいして精神科の医師が少なく患者は行き場がないようです。

ストレス社会となってしまった今日一日も早くタカタイオン療法で自律神経を安定させることが病気を改善してさらに病気の予防にもなります。

あらゆる病気の原因と考えられる活性酸素の猛毒を防御（無毒化）できることを証明する。

日本大学薬学部生化学　教授　高橋周七グループが基礎実験で証明しました。このことを毎日新聞平成10年4月7日で報道されました。

活性酸素は、私たちのからだのバランスを保っている時は大変役に立つ働きをしていますが、一度バランスが崩れて活性酸素が過剰になると、いろいろな病気を引き起こしてしまい有害な働きをするので活性酸素のことを「毒性酸素」と呼ばれています。

しかし、活性酸素も悪い面だけでなく、生物が生きていくために大事な役目をしております。たとえば、酵素反応を促進させるとか、細胞内の情報伝達のメッセンジアーになるなど大事な役目を果たしているのです。さらに、私たちの体の中に入り込んだ細菌などの外敵をやっつけるのに活性酸素は、重要な主役をしております。さらに、血液の中の白血球などを使って活性酸素を作り出す仕組みを持っております。

つまり、活性酸素の働きがなければ、私たちは、たちまち細菌にやられてしまうのです。わたしたちにとって、ある程度は必要なものですが、必要以上につくられてしまうと、私たちの体に悪さをしてしまいます。

私たちは、なぜ活性酸素という毒性の強いものを作り出す空気中の酸素を必要とするようになったのは46億年前の地球の誕生の生物の進化を知る必要があります。

簡単に説明しますと、その当時、大気中の酸素濃度は、現在の一万分の一程度というごく微量でした。その後地球上に生物が出現したころは、今から約35億年前も同じような濃度と同じくらいと考えられています。

それらの生物は、酸素を利用しないでエネルギーを獲得する仕組みを持った細菌のようなものに限られていて、これらは逆に酸素があると生きられなかったのです。このような細菌のことを、酸素を嫌うという意味で「嫌気性細菌」と呼んで、たとえば破傷風菌など現在も存在しています。

そのうち、海中に藍藻類などの植物が繁茂するようになり、これらが光合成によって作り出した酸素によって、大気中の酸素濃度は次第に増加し、約6億年前のカンブリア紀になると、大気中の酸素濃度は現在の約100分の一程度まで増加しました。これをパスツール点といいますが、酸素濃度がこの段階に達すると、細菌などのような単細胞の生物から、たくさんの細胞から成り立つ、多細胞生物へと進化し始めたのです。

酸素濃度がパスツール点に達して、急激に生物が進化したのは、酸素を利用するとエネルギー効率が格段によいので、生物はより高等なものへと進化したのです。その後、大気中の酸素濃度が次第に増えるにしたがって、酸素を利用して、エネルギー代謝を効率よく行う生物が出現したわけです。その過程では、数えきれないほどの生物が、酸素を吸って体内の活性酸素のために死んでいったのです。しかし、そのうちに、活性酸素の毒を消去する酵素を体内に作り出す生物種が進化の段階で出現し、これらの生物種が現在生き残っているわけです。

私たち人間も、もちろん活性酸素を消去する酵素を持っています。これは進化の不思議です。

もしも、大気中に酸素がなかったら生物の進化もなく私たちも存在しておりません。

酸素は生物にとっては、必要なものである反面、かなり危険なものでもあるのです。しかし、エネルギーや代謝の効率が非常に良いために、これを利用して生物は霊長類という段階まで進化してきたのです。

酸素を取り入れて利用する代わりに毒性の強い活性酸素によって病気になるかもと知りながら、微妙なバランスの上に生きているというのが本当なのです。

私たちは空気中の酸素を吸って、血液中のヘモグロビンが酸素をつかんで（トラップ）血液の流れにのって全身の細胞に運ばれていき生命を保っています。

ところが体内に入った酸素の大半は、エネルギーをつくるために使われ、その過程で活性酸素（フリーラジカル）が発生するという両刃の剣であるのです。その活性酸素によって体は老化し、体が酸化して悪い状態になってしまします。発生した活性酸素は細胞を酸化させ、体のさまざまな機能が正常に働かなくなり、多くの病気が発症するほとんどすべての病気と密接に関係していることが最近の研究でわかってきました。

しかし、活性酸素に対抗するための抗酸化酵素は、体内でつくられ、活性酸素を除去し、無毒化させる機能があります。

代表的なものに、ＳＯＤ（スーパー・オキシド・ディスムターゼ）、カタラーゼ、グルタチオン・ペルオキシターゼがあります。これらの種類の酵素がおたがいに連携しあうことで活性酸素と戦うことができます。

酸化還元というのは、電子の移動のことで、たとえば、ＡからＢに電子が移動した場合、Ａは酸化をし、Ｂは還元をしたといいます。

つまり、電子を失ったものは酸化され、電子を獲得したものは還元されたといいます。このように酸化と還元は必ず同時に起きるのでＡとＢをまとめて「酸化と還元」と呼ぶのです。生体内には２００以上の酸化還元酵素があって、これらが生体での電子の移動を通じて生命を維持しているのです。

現在の健康を維持し、さらに、病気を改善するためには、体内でできるだけ活性酸素を発生させないような生活が大切です。

活性酸素の猛毒を無毒化にするイオンの効果

私たちの体が、酸化ストレスを起こすのは、エネルギー代謝の過程で生成する活性酸素、あるいは細菌を殺すために白血球がつくる活性酸素、さらに一部の酵素反応の中間段階で生成する活性酸素などが過剰に生成すると酸化的ストレスの原因になります。または、食物中の脂肪から生ずる過酸化脂質などの活性酸素、タバコ、放射線、日光から生成する活性酸素、体内に取り込まれた薬剤や発ガン物質を始めとする各種の化学物質などから生成する活性酸素などがあります。

タカタイオン療法は、さまざまな病気の改善効果を上げ、そのなかには、現代医学でも治療が難しい難病も含まれています。

なぜ、このように幅広い病気に改善効果をもたらしてくれるのか。その理由としてあげられるのが、活性酸素（フリーラジカル）の毒から体を守ること、自律神経を改善し、酵素を活性化することにあります。

活性酸素

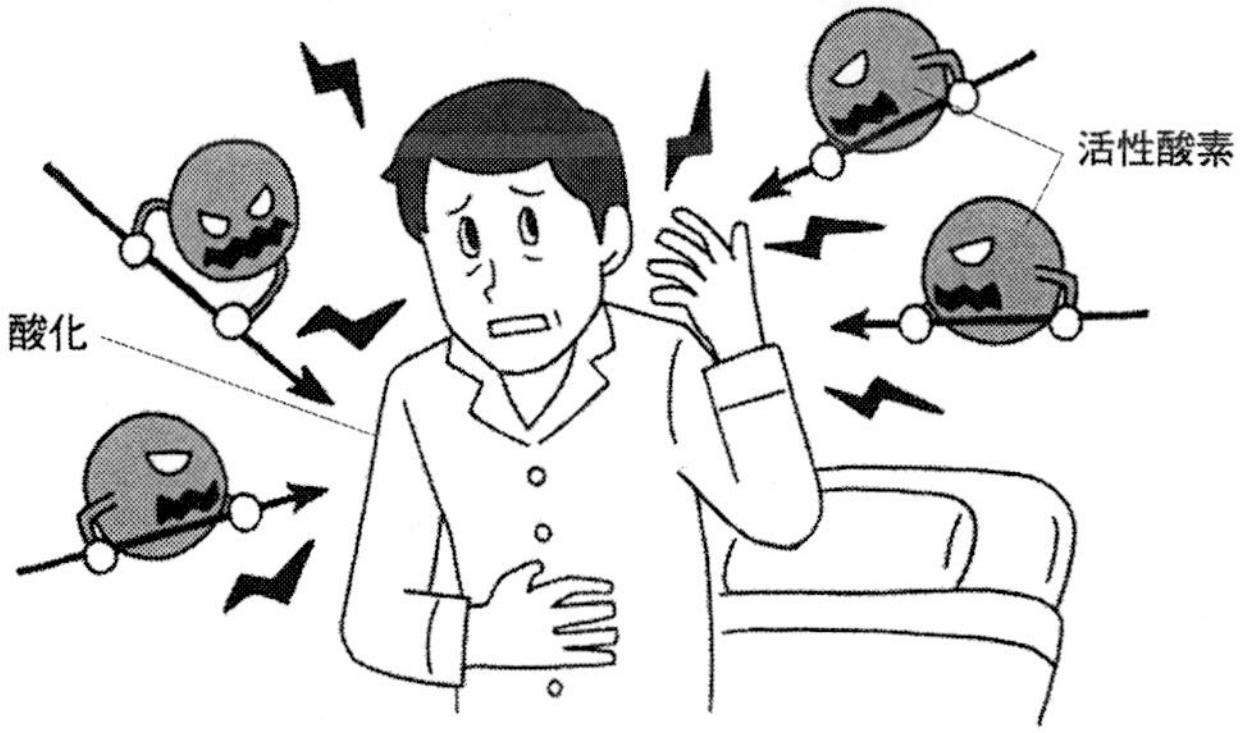

感染症を除いて、病気のじつに9割が細胞の酸化が真の原因とされている。

活性酸素は、多くの病気に関与しているといわれています。本来は、私たちを外敵から守るために生成された大変重要な物質なのです。しかし、その活性酸素もストレスなどによって必要以上に発生すると、正常な細胞も襲って傷つけてしまうという恐ろしい害毒となります。

もう少し説明すると、活性酸素は細胞を酸化させて変性させます。

ひらたくいえば、油を腐敗させてしまうわけです。細胞に大きなダメージを与えてしまうのです。

活性酸素が引き起こす病気

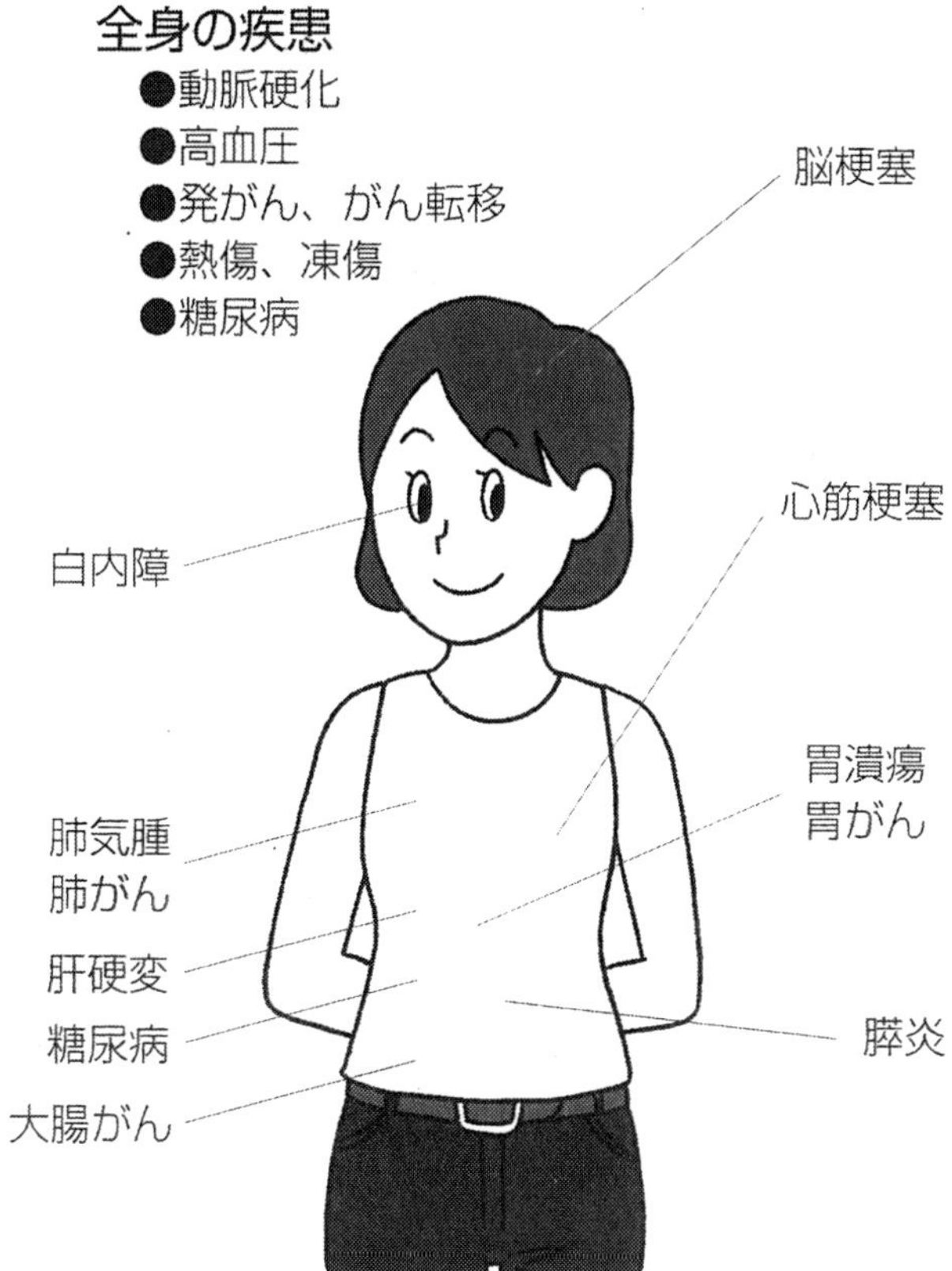

活性酸素はあらゆる病気にかかわっている

人間の体には、活性酸素から体を守るための酵素も備わっていますが、この酵素も加齢とともに量が減ってしまいます。ですから、活性酸素の害から体を守るには、食事から抗酸化物質を多くとることも必要ですが、それとともに、健康な人も、余分な活性酸素をタカタイオン療法で無害化することが大変重要で、病気から体を守り病気を早く治す近道なのです。

正常な細胞を攻撃する活性酸素

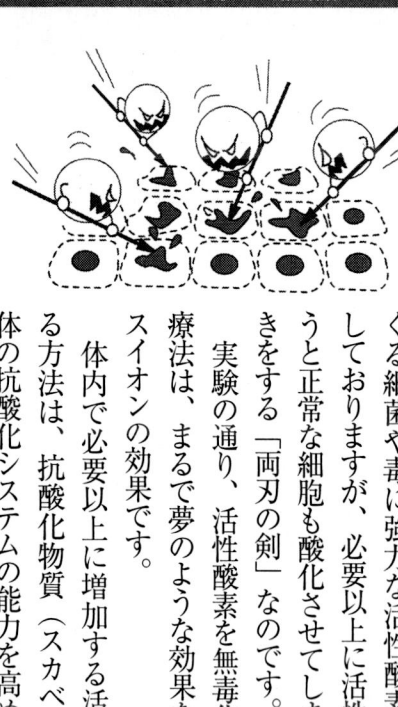

人間になくてはならない活性酸素は、体内に入ってくる細菌や毒に強力な活性酸素をふりかけて無毒化しておりますが、必要以上に活性酸素が増加してしまうと正常な細胞も酸化させてしまう善と悪の両面の働きをする「両刃の剣」なのです。

実験の通り、活性酸素を無毒化できるタカタイオン療法は、まるで夢のような効果を与えてくれるマイナスイオンの効果です。

体内で必要以上に増加する活性酸素の害から逃れる方法は、抗酸化物質（スカベンジャー）を増やし、体の抗酸化システムの能力を高めることが必要です。

とくに糖尿病患者の血糖値が高いと血液中のブドウ糖が体内のさまざまな成分と化学反応して糖化し、このたんぱく質が分解される時に毛細血管に多量の活性酸素が発生してしまい、多くの病気の原因となってしまいます。さらに、日常食事をしたものが腸内で硫化水素、アンモニア、インドール、アミン類の毒素がたまってしまうと活性酸素を誘発させてしまいます。しかも、恐ろしいことは腸内にとどまらずに毒素が腸壁から出て全身に広まってしまい、活性酸素を発生させて正常な細胞を傷めてしまうことが繰りかえされます。

あなたの健康を維持し、さらに今後も病気にならないようにするためにも毎日タカタイオン療法を行い、極悪な活性酸素を無毒化して活性酸素の毒から身体を守ることが健康への第一歩となります。

体に悪影響を与える活性酸素は体を錆びさせる病気の進行や老化の黒幕と考えられ、脳梗塞では一度詰まった血流が元に戻る時に大量の活性酸素が発生して脳を傷めてしまいますが、活性酸素を無毒化できるタカタイオン療法のマイナスイオン効果は、すでに平成10年に動物実験で解明されていた驚異の治療法で、文中の多くの臨床報告から見てもこの活性酸素を無毒化にする効果が大きいものと考えられます。

あらゆる病気の原因と考えられている活性酸素を無毒化することも健康への第一歩となります。

細胞の中のミトコンドリアも活性酸素を発生する

ミトコンドリアが最近話題になっております。ミトコンドリアは私たちの細胞すべてにそなわっている「細胞小器官」です。

私たちが日々食事から得た栄養素と呼吸より取り入れた酸素を原料にし、エネルギーを生み出しております。私たちが呼吸をし、手足を動かすエネルギーのほとんどをミトコンドリアが生み出している大変重要な「細胞小器官」ですが、一方で私たちの体調不良の原因にもなる「酸化」とその原因物質である活性酸素の発生にも深くかかわっております。

この活性酸素が細胞に悪影響を及ぼし、時には致命傷を与えてしまいます。

私たち人間の老化や数々の病気は、そのほとんどがミトコンドリア内部で発生するフリーラジカルによって、細胞は、ＤＮＡを作るたんぱく質・脂質といった成分を破壊してしまいます。

ミトコンドリアは毒性の強いフリーラジカルを発生してしまうと、細胞内部のあらゆる物質を見境なく反応してしまい生命にとっては深刻なダメージとなります。これが酸素を利用して活動せざるをえないミトコンドリアの最大の弱点です。

いちどフリーラジカルの発生をするとミトコンドリアの内部はもとより、ミトコンドリアの外膜を超え細胞質、さらには細胞核にも障害を与えてしまいます。

ミトコンドリアがほんのわずかにフリーラジカルを発生させただけならさほど大きな問題になりませんが、ところが同じ細胞内でこれが数百、数千のミトコンドリアから、あるいは別の細胞のミトコンドリアからもフリーラジカルが生じはじめると、私たちの体に様々な障害が発生しはじめてしまいます。

大量のフリーラジカルを発生するようになった劣化ミトコンドリアを持つ細胞は、もはや私たちにとって危険なのです。

免疫力を高める効果があるタカタイオン

東京大学病院（分院）検査科　講師　富山哲郎
関東電気通信局健康管理所長　広藤道男
（広島医学1992年）

私たち人間の細胞性免疫力が強いか弱いかを判定するのには、リンパ球に幼若反応が良いのか悪いのかを判定して決められている。体の中に細菌とかウイルスが侵入した時に、細胞性免疫力を発揮して浄化するのがTリンパ球の役目です。ウイルスが体に侵入してきたという情報を受けたリンパ球は数を増加して捕獲するのですが、この増加するのが幼若化反応で、より多数になって、攻撃をし、せん滅しようとするのです。体に負（マイナス）イオンを与えると、治療する前よりはるかに、Tリンパ球は増加するので免疫が強くなります。

体の中に異物が侵入した時に、直ちに活動するのはマクロファージと情報を受けて免疫活動に入るリンパ球、T細胞、B細胞は免疫力発生時の原動力となる細胞です。これらは電子（マイナスイオン）によりすべて活性を受けてTリンパ球の幼若化反応、及び、Bリンパ球より形質細胞に進展したのちの免疫グロブリンの産生と分泌が非常に良くなる。つまり、少量の異物が体に侵入しても直ちに免疫活動を始めるので、それだけ大きな利点が得られると考えられる。つまりタカタイオン療法は免疫力を発揮するのです。

細胞性免疫力も高める

私たちの細胞性免疫力は、リンパ球芽球化反応の良し悪しで判定されます。実験は、予備調査として、60名の男子（37才±8才）を3群に分けて調査をした。感冒したことがある人とか、健康な人にタカタイオン療法をマイナス300ボルト60分間治療したグループと治療しないグループに分けて検査をした。検査方法は、全員の末梢血リンパ球に、非特異的刺激物質マイトガンを加えた時の芽球化細胞の数と、マイトガンを加えない時の芽球化細胞の比を集め、保健科学研究所（横浜市保土ヶ谷区）に検査を依頼した。

各群間を比較（普通の人30名・易感冒の人14名・健康な人16名）すると、タカタイオン療法をしたグループの細胞性免疫の増加が認められたので、さらに動物（家兎）を6群に分けて抗原を与えて、マイナス３００ボルト60分間のタカタイオン療法をしたグループと治療じないグループの生成されるガンマーグロブリンの量を測定しました。

結果は、治療をしたグループの免疫グロブリンの産生の多いことが判明しました。

したがって、タカタイオン療法を続けていると細菌とかウイルスが粘膜に付いた時に、ただちに防御反応が現れるので感染症と治療の役に立つ効果が期待できます。

免疫力や治癒力が病気を治し健康へ導く

私たちの身のまわりには、細菌やウイルス、花粉、食物からの異物の侵入など、多くの物質があふれています。これらを抗原といいます。日常では、このような物質がどのように私たちの体に影響を与えるのか知らずに生活しています。

しかし、その病原性の細菌やウイルスが体に害を与えるものについては見逃すわけにはいきません。体の中に入り込んで、体を傷つけ、ときには死に至らしめることがあるからです。これらに対抗する手段が私たちに備わっている免疫という生体防御機構なのです。

免疫は、私たちが生きていくうえで欠かせない体を守る重要な働きをしている。病気を治して、病気にかからず健康で快適な毎日を過ごせるのは、まさに免疫のお蔭です。

私たちが持っているこの免疫が低下していると、風邪などをはじめとして、細菌やウイルスによる感染症、アレルギー性の病気や生活習慣病そして、このような病気は個人差もありますが免疫力を高めれば改善されるようになり、予防をすることもできるのです。

私たちが健康でいられるのは免疫のお蔭なのです。

免疫の本体は、血液です。血液は、私たちが生きていくうえで、大切な役割をしていますが、またそのひとつが免疫で、血液中の白血球（免疫細胞）が担当しています。

白血球は「骨髄」でできるのですが、その他にマクロファージ（大食細胞）、顆粒球（好中球）、リンパ球などがあります。これらの三つの免疫細胞がバランスを保ち、密接に連携しながら正常に働くことを、生体防御システム（免疫）といいます。

血液中の白血球は、常に、体の中をパトロール（巡回）していて、細菌やウイルスなどの外敵を見つけると、すぐに闘って退治してくれます。

免疫細胞の主役は、白血球です。この白血球や血液の流れを支配しているのは自律神経です。白血球の仲間には好中球や好酸球、マクロファージ、リンパ球などがあります。

体の中に細菌が侵入してきたときに、最初に働くのは好中球です。活性酸素をふりかけて異物を退治します。好酸球は主に寄生虫に対して働く免疫細胞です。マクロファージは、ふつうは血液内をパトロールしています。細菌を見つけるとパクパク食べてしまいます。

リンパ球はＴ細胞、Ｂ細胞、ＮＫ（ナチュラルキラー）細胞がそれぞれ重要な役割をしています。

非常に重要な免疫器官として骨の中にある骨髄があります。骨髄はリンパ球の生産工場ですべての骨の中に存在しています。

骨髄では、Ｂ細胞やＴ細胞がつくられ、リンパ管とリンパ節で全身に運ばれます。つまりリンパ管は骨髄でつくられたリンパ球（Ｂ細胞）を体の中にめぐらせて外敵の侵入にそなえる働きを持っています。

たとえば、病原菌が傷口などから侵入するとＢ細胞がリンパ管に集められ、抗体がつくられて処理するのです。

さらに、重要なのは、腸内細菌が免疫系と密接なかかわりを持つことが最近の研究で明らかになりました。特に腸管免疫系があり、私たちの食物を口から体の中に取り入れていますが、それと同時に病原菌やウイルスなども侵入してきます。大量に入ってくる外来の侵入物に対して防御するリンパ管が腸管に存在しているのです。

免疫に重要な器官

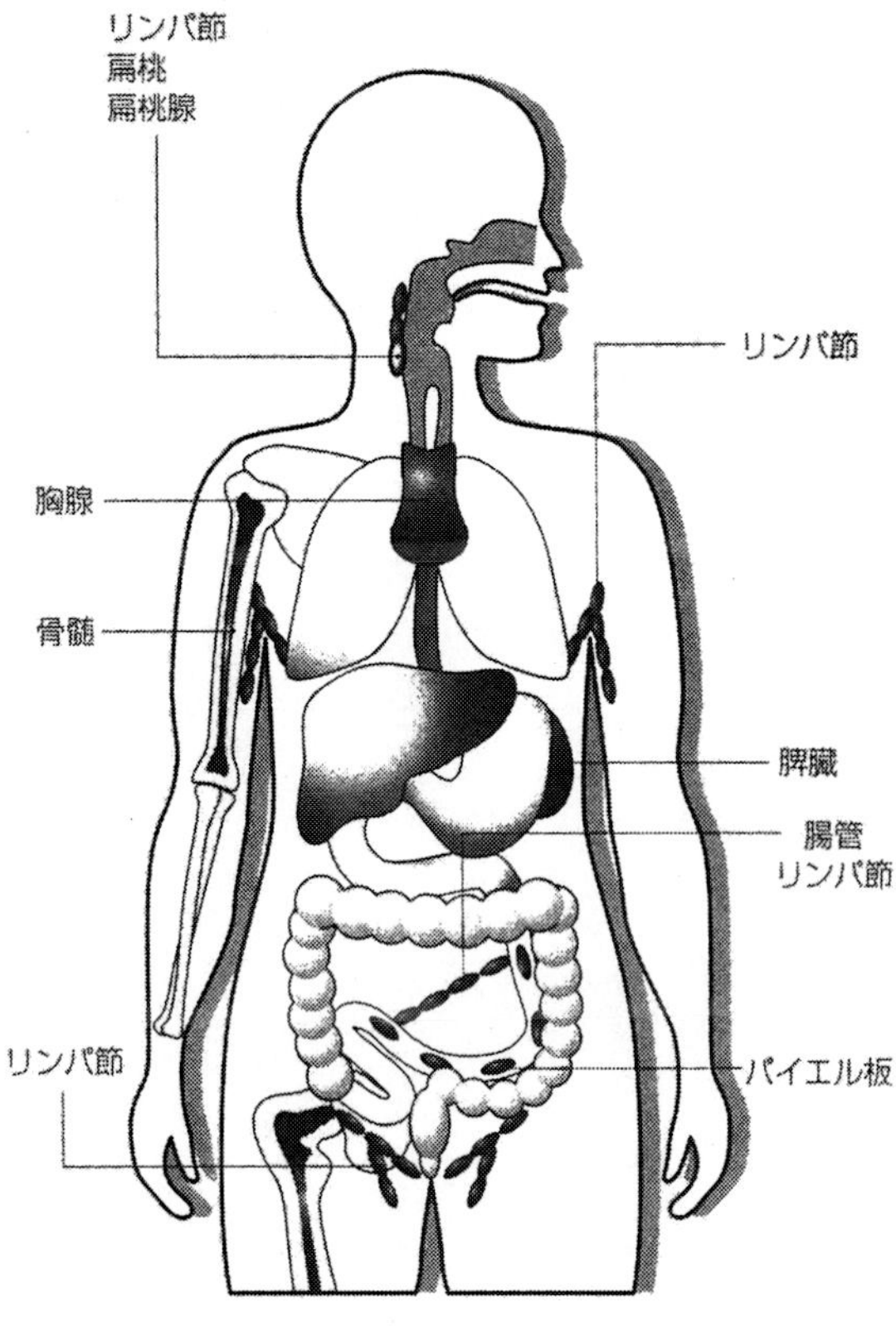

もしも、腸管に免疫系がなかったら、無防備状態となり病原菌の巣となり生命さえ奪われることになります。

免疫の中心的な役割を果たしている血液中の白血球の働きは、実は自律神経の影響を大いに受けていますので自律神経のバランスが正常に良くなると白血球の働きや、血流の流れが良くなって免疫力が高まります。バランスを崩していると血流の流れが悪くなり、病気を引き起こすことも考えられます。

そのために重要なのは常日頃の生活で自律神経のバランスが一方に偏らないことが免疫力を高め、病気を退治する最高の状態となります。

タカタイオン療法で、自律神経のバランスを正常にたもち、体内で必要以上に発生している活性酸素を無毒化にして、血液を弱アルカリ性（サラサラ）に維持するのが大切です。

第三章

からだの中の電気現象

イオン効果が生体電気を正常にしていることを実験的に証明する

私たちの体のどこかに傷をつけると、その部分に負傷電流と呼ばれる電気が発生し、この電気が強いほど傷口の治りが早いことが知られています。負傷電気は若い人ほど強く、年老いるにつれて弱まります。

このように生体電気が活性であるほど生命は旺盛なわけです。

タカタ博士は、人体にマイナス３００ボルトの負電荷（タカタイオン療法）を与えると、自然治癒力（免疫力）が高まり、傷口の回復力が早いことを動物実験で証明いたしました。そして、さらに、ヤリイカの神経細胞の実験で生体の活動電位が持続的に活性化することも第47回日本温泉気候物理医学会で発表し、証明しました。

マウスの実験では、48匹の背部の皮膚に1センチの円形傷をつくり、半数の実験群には傷の作製後、タカタイオンン療法を毎日1時間マイナス３００ボルトで治療しました。治療したグループは、治療しないグループより著しく改善しました。（詳しく知りたい方はお電話を下さい。資料を無料で差し上げます。）

私たち生体の細胞の細胞膜の膜電位の生体電気は、膜の両側における陽（プラス）イオンと陰（マイナス）イオンの濃度の違いによって電位を生じている。膜は、半透膜的な性質のほか、実は、能動的にあるイオンを膜の一方から他方へ運ぶ力があり、それによって、膜の両側のイオン濃度に差をつけている膜の能力を、膜の「能動輸送力」といいます。

つまり、生体の電気現象は、一般に使用されている電気製品の電気ではなく、体内のいろいろなイオンの濃度差の変化によって発生をしているのです。

私たちの体内で営まれているいろいろな電気現象（生体電気）

電子の流れというと、電線の中だけを思い浮かべがちですが、実は生命の営みはすべて電子の働きです。

私たちの体内では電子の移動によって支えられているのです。細胞内での酵素の働きもその基本的なメカニズムは酵素と生体分子との間の電子移動、あるいは酵素同士の電子のやり取りから成り立っています。

酵素が電子を受け取りやすいという性質を、生物は電子伝達系でうまく利用して効率よくエネルギーを取り出すことが出来たために、飛躍的な進化を遂げて、私たち人間までが生きられることが出来たことは確かです。川の水は高いところから低いところへ流れます。しかし、イオンの選択透過性は水の流れに逆らうような働きがあり、このためにエネルギーを必要とします。細胞膜では、細胞膜に仕掛けられた「ナトリウムポンプ」の働きによって絶え間なく細胞内に流入するナトリウムイオンを血液中に汲み出し、血液中に流出するカリウムイオンを休みなく細胞内に汲み込むことで、細胞内外の濃度差が一定にたもたれ、このバランスによって生体電気が発生するのです。

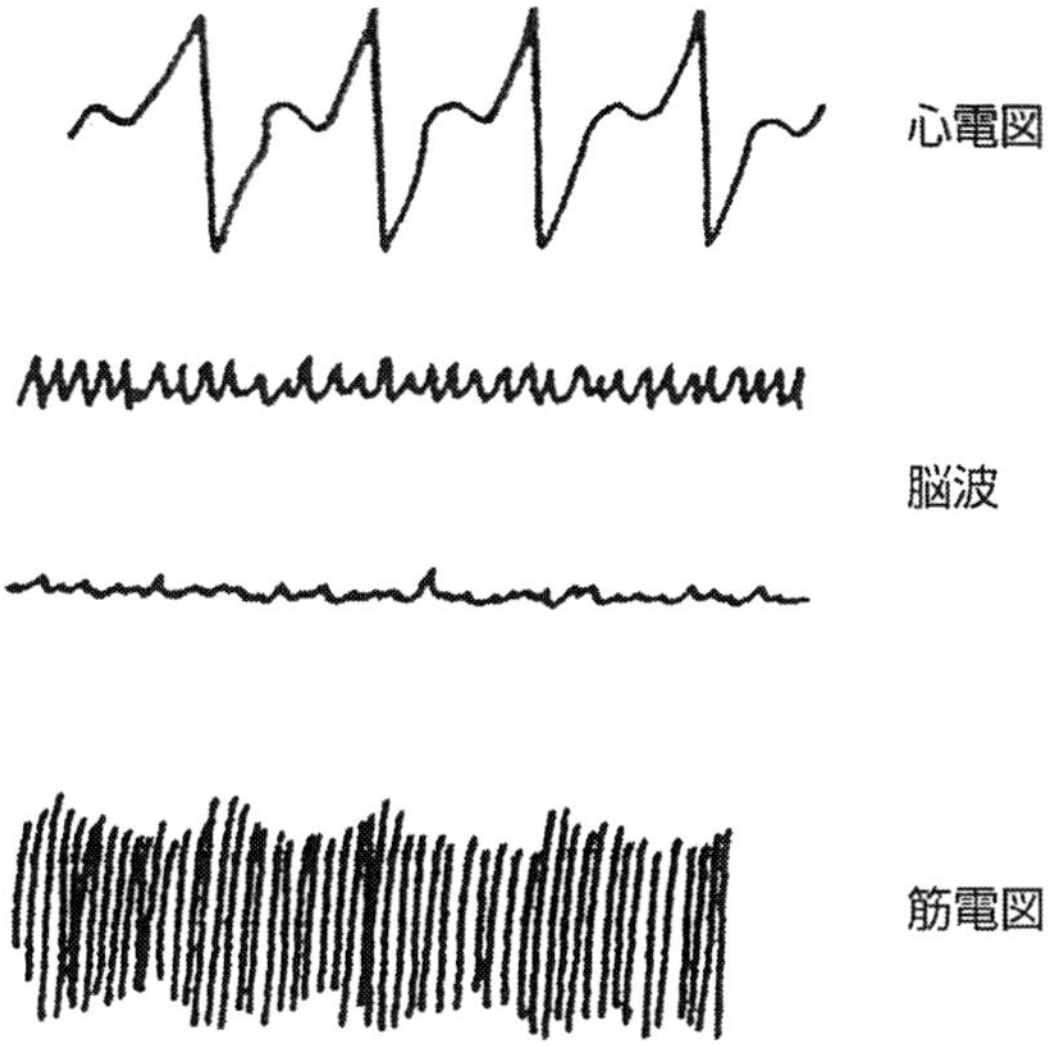

現在は、医学の分野では、私たちの体内で営まれているいろいろな生命現象の謎が、電子技術やコンピュータによって、次々と解明されてきました。お医者様で使われているＭＲＩや脳波や心電図そして筋電図などで、病気の診断に重要な役割を果たしています。

これらの生体電気は、全て私たちが生体でこしらえております。

一つ一つの細胞の細胞膜で発生していますが、若し細胞が死んでしまうと膜電位は消滅してしまい生命活動は出来なくなります。この膜電位は僅か40ミリボルト前後と極めて微細な電気ですが、私たちの体には約60兆個の細胞があるといわれておりますので、その総電気容量は大変なものです。

生命現象の源泉は生体電気ですが、これは静止電位と活動電位があり、タマゴや新鮮な野菜や果物の成長電気や野菜や果物が古くなると電気が次第に弱くなり葉が枯れたり腐ったりすると電位がマイナスとなるため、これを枯れ死電気と呼んでいます。このような電気は、静止電位といい、これに対して動物などが活動するときに発生する電位、私たちが発生している心臓電気、脳波、筋電気は、静止電位をベースとして発生する活動電位といいます。

細胞電気は膜の外側はプラス（ナトリウムイオン）、内側はマイナス（カリウムイオン）に荷電していますが、細胞に何か刺激が加わると、その瞬間に外側にたまっているプラス電位がどっと放電されます。この電気変動を神経パルスとよんでいます。このパルス信号によって脳と末梢の間で刺激が伝達されます。そこで、細胞の静止電位を活性化し、活動電位を旺盛にすることが、若さと美しさを保ち、心身共に健康な体にすることが大切です。

生体電気のバランスも健康を左右している

最近の若い人は別として、中年以上の人は電気に弱いですネ。ここでお話しする電気は、通常の電気とはまったく違い私たちの体内でおきている生体の電気現象です。

細胞膜のナトリウムポンプのエネルギー源はＡＴＰとよばれる高エネルギー物質（ＡＴＰアーゼ）も細胞膜の中から発見されています。最近では、ナトリウム・カリウムポンプの他にカルシウムポンプなどが確認されております。

細胞膜は脂質でできた二重膜ですから、ナトリウムインオンやカリウムイオンなどは油膜ではじかれて通過できません。このため、細胞膜にはたんぱく質でできたイオンチャネルと呼ばれる特殊な通路があって、これを通って出入りすることが確認されています。そこで、この通路が詰まるなどして障害を生じると、イオンの出入りが悪くなり、生体電位が低下することとなります。

このようなわけで、細胞膜のイオンポンプが正常に作動しているときが健康であり、生体電位も活発で旺盛ですが、もし、何らかの事情（細胞膜の酸化）でＡＴＰ合成が不調になると、イオンポンプのエネルギーが不足してイオンの出入りがスムーズに運ばず、そのため膜電位が低下して生体電位が弱まり、生命活動に支障をきたすことになります。この状態が老化であり、または病気であって、ＡＴＰ合成がストップした瞬間が死です。

つまり、ＡＴＰの合成機能こそ生体電位を維持していくために必要な生命活動の原動力であり、まさに生死のカギを持っているわけです。

それならば、ＡＴＰを錠剤にして外部からどんどん補給すればよいのではないかと誰しも考えますが、そう簡単にはいきません。どうしてかと申しますと、ＡＴＰはあくまでも自分の体内で、つまり自前でこしらえたものなければ全く役に立たないからなのです。他人がこしらえたものでは駄目なのです。

ところが、タカタイオン療法をすると生体電位が正常になります。その理由は、マイナス電子によって細胞膜のＡＴＰアーゼが活性化するためであると考えられます。

神経の電気現象

神経と一般にいわれているのは神経細胞から長く伸びた木綿糸のような繊維のことをいいます。この神経線維は、ある個所に加えられた刺激を他の部分に速やかに伝える働きをしております。

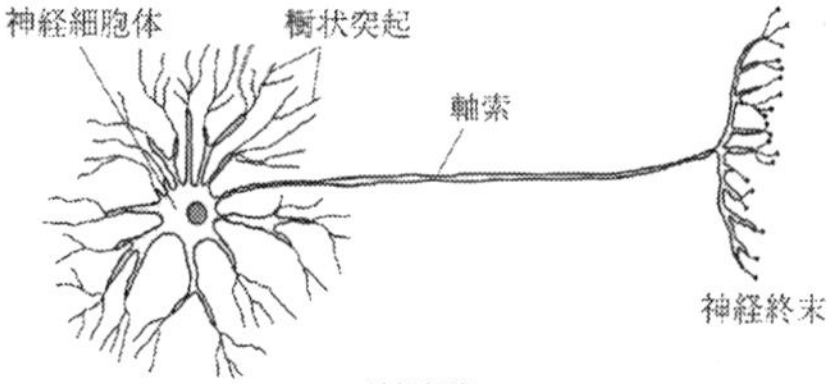

神経細胞

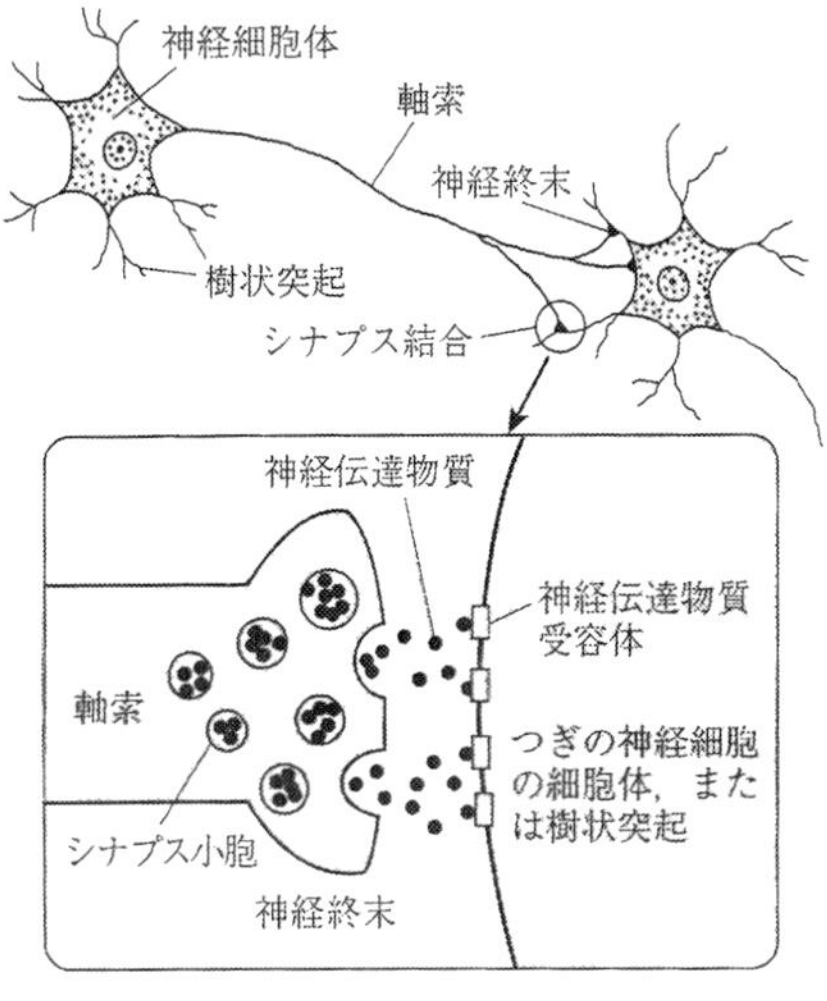

神経伝達のしくみ

ではどのようにして、信号あるいは情報が伝えられるのでしょう。

足先を針で突っつくと「痛い」と感じますネ。また交通信号が青になると運転している人はすかさず車のアクセルを踏みます。これは神経によって目から入った情報がすばやく脳に伝えられ、次に足に伝えられて足の筋肉が収縮したからです。つまり神経線維の情報伝達の働きによるわけです。

さらに、手や足が動くのは脳からの興奮が神経繊維を伝わって、手足の筋肉に伝えられた結果であることは誰もが知っています。ところで、脳からの興奮が末梢の筋肉に伝えられるのは、連続した一本の神経線維でなくて、途中で何回か、別の神経細胞を介して、他の神経線維に移っていくのです。一つの神経線維と他の神経線維との間にはごく狭い間隙があって、お互いに接している。この間隙の部分をシナプスといっている。興奮はこの間隙を飛び越えて、次の神経単位またはニューロン（神経細胞とそれに付属する神経線維を含めた名称）に移らなくてはならない。

全ての情報は電気信号に換えられ、ニューロンからニューロンへと伝えられていきます。

神経による調節は、感覚系や運動系ばかりではなく、自律神経系も同じです。

血圧や体温がほぼ一定であるのは、調節作用がシナプスを介して働いているからです。

心臓の電気現象

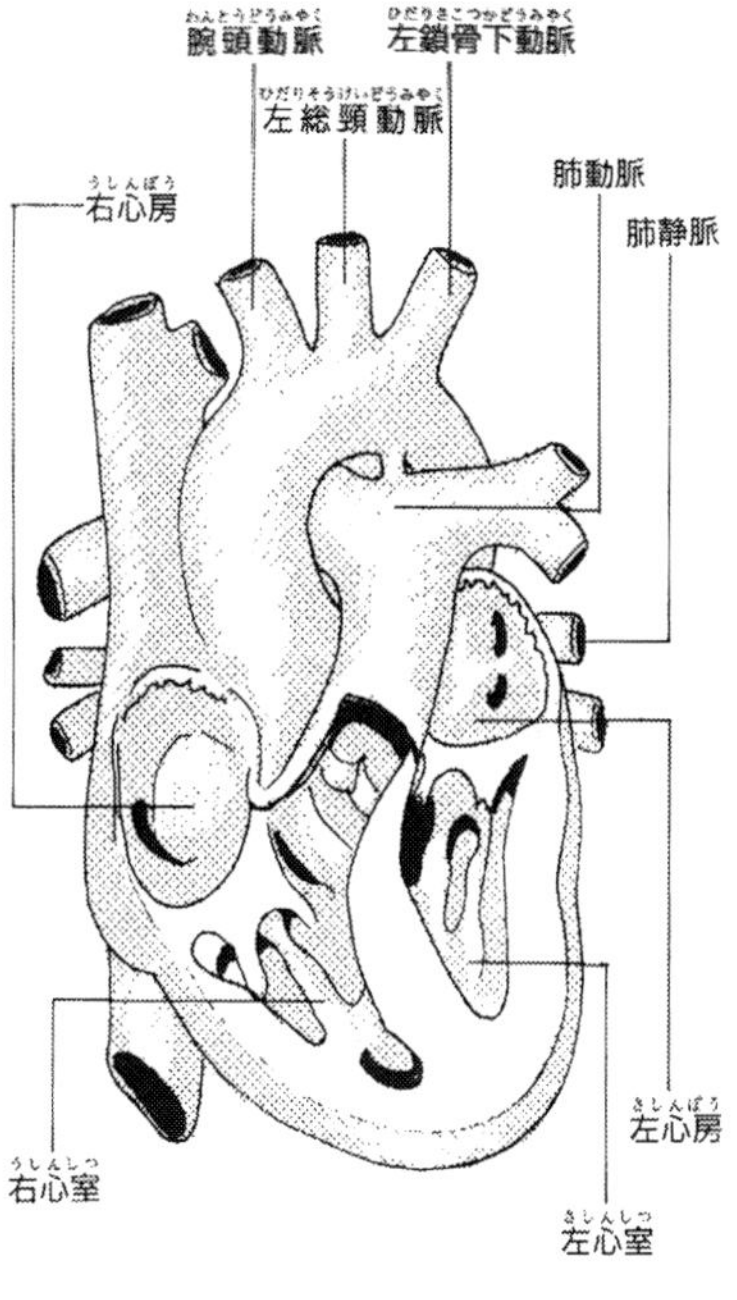

心臓は全身を循環してきた静脈血を右心房に受けいれ、この血液を右心室の収縮によって肺動脈を介して肺に送り込む。ここで動脈化された血液は肺静脈を介して左心房にはいり、次いで左心室の収縮により大動脈に血流が送られる。

わたしたちの体内は絶えず血液が循環し、体のすみずみまで栄養分や酸素を供給しています。全身を巡ってきた血液を受け入れては、また送り出すポンプの役割を果たすのが心臓です。この血液を送り出す拍動は心臓の筋肉、すなわち心筋が収縮と弛緩を繰りか返すことによって生み出されます。

こうした心臓の動きは、筋細胞が自ら働くことによって電気信号を生み出し、この信号が心筋に伝わって心臓は拍動するのです。

脳の電気現象

私たちの脳は成人で1400グラムあるといわれているがそのほとんど全部は、いろいろの形をした大小さまざまの神経細胞とグリア細胞からできている。その神経細胞の数は140億と計算されています。

特に大脳がよく発達していて、ほとんど神経細胞といってもよく、どれよりも深部に存在する視床や脳幹から絶えず神経情報を受けて興奮しているので、緩やかなシナプス後電位が発生しそれによって末梢にスパイク電位として情報を送っている。

小脳・脳幹の大きな役割

脳幹は生命活動をつかさどる

呼吸、心拍、体温を調節する神経が集まる脳幹は、まさに生命の中枢をになう重要な器官。また、視《し》床下部《しょうかぶ》には体内時計の機能があり、睡眠のリズムも調節しています。

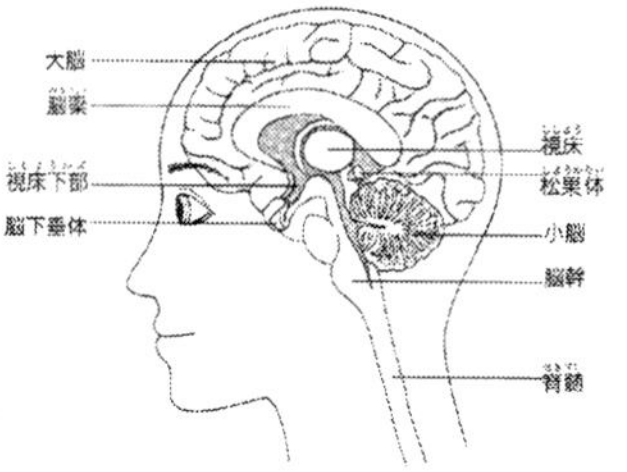

小脳の大きな役割

体を動かすための大脳からの運動情報を処理したり、生命維持に欠かせない運動指令を出したり、人体の基本的な活動を支配しています。

大脳皮質から視床に送られた情報は、視床の神経細胞を興奮させ、これは再び神経情報として大脳に戻ってきて、大脳を興奮させ、こうして一種の持続的な発信を起こす。

そこで電気を検出すると交流電気に似通った波形の電気信号が生じ、これを「脳波」と呼んでいる。

脳波には、いろいろな種類があって、読者がよく知っている「アルファー」波、ベーター波、ガンマー波、その他がありますが、脳波は非常に微少な電気で電流計や電圧計では到底記録することはできません。

私たちの体は、無数の細胞とそれを養っている体液から成り立っています。これら個々の細胞や体液の成分は、究極的には分子や原子によって組み立てられており、この原子はプラスの電荷を持った原子核と、それを巡る電子（マイナス電荷）とからできています。それ故に、私たちの体は電子もしくは電子エネルギーの活動であると考えることもできます。

つまり、プラスとマイナスの両電気がもつ、相反する作用によって生体内の生化学的な反応が繰り広げられています。この電気現象（電位）を活性化出来れば、病気の人は元気に導かれることをドクタータカタは、細胞の活動電位のヤリイカの実験でタカタイオン療法は脳の感情中枢細胞や自律神経の不安定やイライラしている細胞を安定化し、弱った機能の低下している細胞を元気に賦活改善することを証明しました。さらに、動物実験の創傷治癒の改善で、皮膚の傷や手術後の再生力そして、自律神経にも作用しているマイナスイオン効果とカチオン効果を解明しております。

第四章
健康に導く負電荷（タカタイオン）療法

体内の水分は若さと健康のみなもとです

一口に水と言いますが、水には飲み水など対外の水と私たちの体を構成している体内の水があります。

私たちの体は水浸しであって、体内の60％は水分です。60kgの成人なら水分が約36リットルを占めていている。体内の水は常に流動していて、飲み水と体内の水は約2週間で全部入れ代ります。1年間で約25回入れ代り、80歳までになんと２０００回入れ代る計算になります。そのために毎日飲んでいる水の良否は私たちの美容や健康に重大な影響を与えます。若い人ほど体内の水分は豊富です。しかし、若さや健康に関係するのは細胞内液の方で、細胞外液（血液や組織）の量は一生を通してほとんど変化しません。たとえば、幼児や少女の肌がピチピチと張り切っているのは細胞内液が豊富だからです。しかし、加齢と共に細胞内液が減っていくため、老齢期になると体がちぢんでカサカサになり、シワだらけの梅干し婆さんに変わってしまいます。そこで細胞内液の減少を防ぐことが若さと健康を保つ上での必要な条件です。

そこで、負電荷（タカタイオン）で治療をすると、細胞内の余分なナトリウムは細胞外液中に移行し、反対に細胞外にある過剰なカリウムが細胞内に移行するため細胞内・外のイオンバランスが正常化して細胞の活動電位が高まることを東大の松本元教授によって明らかにされました。

ところが細胞内液を見ると、陽イオンではカリウムが大部分を占め、ナトリウムは少量である。また陰イオンを見るとリン酸が多くの部分を占め、塩素はほとんどなくなる。というように海水のイオン組織とは逆転した状態になる。これは細胞膜中に存在するナトリウム・カリウムポンプの働きによるもので、細胞内のナトリウムを排泄し、代わってカリウムを積極的に取り入れているからです。

ナトリウムイオンは細胞にとって有害であり、それから逃れるための適応の一つなのです。

ナトリウムとカリウムは正反対の働きをしますがナトリウムは細胞外液（血液や組織液）中に多く含まれ、カリウムは細胞内液中に多く含まれています。そして、この細胞内外の両ミネラルの微妙なバランスによって生体電気を始めさまざまな生理機能が営まれているのです。

体液は、血液や特殊な形の体液が存在しています。それは、乳汁、涙、脳脊髄液、消化液、なかでも胃から出る塩酸で、これはペーハー1～2という強い酸性の液です。汗のペーハーは4.5から7.5と幅が広く、そして、体液が体外に放出されるものとして最も目立つのが尿です。

尿は生体中の生命活動に起きている刻々の変動を映し出す鏡なのです。したがってその量、色、成分の変化は体調の診断に医師は利用しています。

私たち、多細胞生物は、細胞間を通していろいろな物質や情報を運ぶための特別な仕組みを作り上げています。そして、体のすみずみまで運河を張り巡らせ水に乗せて物質や情報を流すことです。血液やリンパ、いわゆる循環系は運河の役目を果たしています。

血液の循環系では、血管および毛細管が全身にゆきわたり、心臓という強力なポンプを用いて血液を押し流している。一方リンパ系は、毛細血管からしみ出した血漿を専用のリンパ管や毛細管中に流すことによってさまざまな物質を運搬し、そのあと静脈に混じるようになっている。これが体液を流すための運河であるが、体を構成する個々の細胞も、実はそれぞれ体液に浸った状態で存在し、酸素や栄養素をこの体液から取り入れ、二酸化炭素や老廃物をこの体液中へ排出する。

というように細胞と体液の間で盛んな物質交流をしている。

したがって体液は、いつも、必要なものと不要な物質が混じり合った状態なのです。しかし、細胞間に連絡橋があってそこを通してお互いに物質や情報の交換をしています。

物質移送は、全て水素に頼っていて、水は様々な物質をよく溶かし、また一定の体積をもちながらいかなる形状をもとりうる性質をもち、さらに、自身に移動力のない細胞（赤血球、白血球、血小板、リンパ球）を浮かせて流動させることが出来るなど、生命系にとって多くの利点をもっている。生体内の体液には、多種多様なイオンや両性電解質などが溶存していて、これらの電気的なバランスによって、複雑多義な生理機能が営まれている。

体液の無機質をみると、もっとも多い陽（プラス）イオンはナトリウムであり、カリウム、マグネシウムと続く、一方もっとも多い陰（マイナス）イオンの塩素である。実は、このような無機質の組成は海水と同じであり、かって、動物が海で生息しているころの体液組成を、上陸後3億年も経っても持ち続けているのです。長かった海の時代に出来上がった体の仕組みは今後も長く維持されていくことでしょう。

タカタイオン療法の原理であるイオン効果とカチオン効果が全身のイオンバランスや細胞の内側と外側のミネラルバランスを整えるので、この効果によって、全身の約60兆の細胞も元気(賦活改善)になり病気に負けない体になります。

私たちの体は毒におかされている

私たちの体から体内に入る汚染された食品は、化学物質などの影響を受けた食品が多くあります。さらに、着色材、甘味料、酸化防止剤、保存料といった食品添加物が多く含まれています。

これらの食品を毎日食べていると私たちの体に蓄積されてしまう物と老廃物として搬出されるものとがありますが、蓄積されたこれらの毒物が体内の細胞の機能を低下させてしまい、ついには健康に影響が現れ、私たちの体を蝕む毒となってしまいます。

その食品添加物の種類は、なんと1200種類もあるといわれております。考えてみると年間おおよそ約4kg前後も摂取している計算になるそうです。「チリも積もれば山となる」のたとえのように、どんな微量でもとり続けていれば体内には多種多様な毒が蓄積されていきますが蓄積された毒物（汚染物質）が体にダメージを与え続けることになります。

有害物質は、食べ物とともに口から入るばかりではありません。私たちの身近なところでは、化粧品、カラーリンク、UVカットのクリーム、ファンデーション、芳香剤、線香、蚊取り線香、エアコンのカビ、建材などを通じて、口、鼻、皮膚、からも体内に入ってきます。皮膚に接触して有害物質は、わずかずつでも皮膚から吸収され血液の流れにのって全身に運ばれます。有害な添加物が入っている化粧品を使い続けていると、末梢血管にたまって血流障害を引き起こし、血圧があがったり、肌があれたりすることがあります。

体の中に入ってきたものが全部燃えて使われてしまえばよいのですが、中には燃えないものもあれば、燃えカスもあり、これらが俗にいう、目くそ、鼻くそ、便、小便、など廃棄物として体の外に捨てられていきます。

たとえば、体の排泄する力が低下していると、体内の血液の中に老廃物が溜まってきます。たとえ微量の有害物質や老廃物でも、それが何年間も長い間血液に混じって全身の細胞を四六時中刺激を続けたら細胞は老廃物が溜まって中毒を起こしてしまいます。せっかく取った栄養素が充分に使われずに様々な機能障害を起こしていることにもなります。

私たちの病気や体調不良は、体の中の老廃物、有機物などの汚れが起こしております。

タカタイオン療法でこれらの有害物質を速やかに体外に出すことが必要です。特にストレスがかかっている時には、体内で活性酸素など毒性のある代謝産物が多く発生し、それらの代謝産物は、組織の臓器の細胞を傷つけてしまいます。

便が排泄されずに腸内にたまっていると、悪玉菌が増殖し、腸内の腐敗で始まり、アンモニア、アミン、硫化水素などの有害物質が発生し、腸壁から血液の中に入り、全身の細胞に悪影響を及ぼします。

有害物質で汚染された体は、免疫力の低下のみならず代謝障害、血流障害、ホルモンのアンバランスを初めとし、精神不安も引き起こし、その結果病魔に侵されやすい体になってしまうのです。

タカタイオン療法の効果は文中でもお分かりになるように、免疫力を高め、活性酸素を無毒化して、自律神経のバランスをたもち、老廃物の排泄作用を高めて、体内のいろいろな有害物質を体外に出していく効果が期待できます。

老化とストレス

人間誰しも不老長寿を願い「千年も万年も生きたい」と叶わぬ夢を抱くのが人の世の常です。でも現実は、年をとるほど視力は衰え、耳は遠くなり、顔はシミだらけで、足腰が弱り、歯は抜けて髪も真っ白、つまり、私たちの体が年齢とともに悪くなっていくことなのです。

そして、寝たきりや老人性痴呆症にもなりかねません。もしも不老不死の夢が叶ったとして、全ての人がそうなれば、この世は人間であふれてしまい食糧難で生き地獄の苦しみを味わうでしょう。やはり人間は、生き変わり、死に変わりつつ果てしなく輪廻転生を繰り返すことが、自然の掟なのです。そのように考えると、不老長寿とは健康を全うすることと考えられます。

私たちの老化を止めることは出来ませんが、老化の進行を遅くすることは出来ます。遅かれ早かれ、老いは誰にも訪れますが、その原因としている活性酸素が注目を浴びています。私たちは空気中の酸素を吸わなければ生きていけませんが、実は、この酸素が酸化や老化の原因になっているのです。この活性酸素が、私たちの体を酸化させている「新犯人」だったのです。

私たちの体の細胞が酸化するということは、皮膚も血管も、また各種の臓器を構成しているそれぞれの組織が酸化するということです。つまり、活性酸素による酸化とは、細胞レベルで起こり、老化や生活習慣病を引き起こすのです。ホルモン分泌の衰え、免疫力の低下、消化や吸収機能の障害などに活性酸素が深くかかわっています。

現代社会は、ドライで人間の豊かさや、人情として心の豊かさが失われイライラや欲求不満が渦巻くストレス社会になってしまいました。

ストレスとは、外界から加わる肉体的な不快刺激、および内面的な精神的不快刺激に対する私たちの防御反応です。この防御反応の主役は脳を中枢とする自律神経系とホルモン系、および全身の免疫系統という3本建てになっていて、それぞれの役割分担と強調作用による三位一体的な働きによって生命が守られているのです。しかし、ストレスが過度になると、この働きがアンバランスになるため、内臓諸器官の調和が乱れて様々な障害、すなわち、老化現象や慢性病が発生し、ストレスが続くと精神的にも肉体的にも疲れ果てて心身共に弱体化してしまいます。

その他の老化説には、細胞間物質（細胞マトリックス）の劣化、変性が老化の原因とも言われています。私たちは約60兆個の細胞が共生する集合体です。そして、これらの細胞の一つ一つをしっかりと結び付けて一定の組織を保っているのが細胞間物質、つまり細胞をレンガに例えるとセメントの役目をしている物質です。重要なことは、この細胞間物質を介して細胞の新陳体謝が営まれていることです。つまり、細胞間物質は単なるセメントのような接着剤ではなく細胞の生活環境を形成しているのです。細胞を養っている体内環境、つまり細胞間物質が悪化すれば当然、細胞代謝がスムーズに進まず老化や病気が発生すると考えられます。細胞間物質の主成分はたんぱく質でコラーゲンと呼ばれています。

細胞間物質（コラーゲン繊維）を作り出す「繊維芽細胞」は、細胞と細胞の隙間をセメントのように埋めている細胞です。この細胞の分裂回数に限界（寿命）が50回ほどで細胞分裂を繰り返すとピッタッと分裂が止まって死んでしまいます。

わたしたちは約60兆個の細胞から成り立っています。そして、個々の細胞は細胞間物質を介して新陳代謝を営んでいます。そこで繊維芽細胞の寿命が尽きると、新しい細胞間物質が作り出されていない組織が硬化変性して代謝がスムーズに運ばず、その結果、細胞が老化して死んでしまう。つまり繊維芽細胞の寿命が私たちの老化や寿命を決定しているのです。

年とともに、古いコラーゲンが増えてくるので、そうなると古いコラーゲンにいろいろな老廃物や有害物質がたまり、あるいは化学的に劣化して次第に硬くなっていきます。このためコラーゲンを主体とする結合組織（皮膚、関節、骨など）が硬化すると、そこに走っている毛細血管、リンパ管などが圧迫されて血行不良となるため、細胞代謝がスムーズに運ばず、細胞機能が低下することになります。

老化説を考えてみると全て皮下結合組織を形成するコラーゲンの老化に由来すると考えられます。そのためには、皮下結合組織に分布している血管やリンパ管および神経などの生理機能を正常化して、血行やリンパの流れを促進し、結合組織に溜まっている老廃物を取り除き、この流れをスムーズにすることが大切です。

それ故に負電荷（タカタイオン）によってコラーゲン合成が促進され、活性酸素を無害化にすることで健康と若返りを一元的に図る唯一のマトリックスのケアなのです。この効果は多数の臨床効果に発表されております。

病気の体を改善するタカタイオン療法

健康に関心のある人ならだれでも「病気の体とは何かの毒におかされた体」または、体のどこかの細胞が死んだり弱っていることだと知っているはずなのに、いざ治療になると、体から毒素を取り除く解毒ということを無視したり見過ごしたり、馬鹿にしたりする人が多い。

体の細胞の通常の働きは、私たちの誕生から死までのさまざまな活動は約

60兆の細胞を養っていくために、食物を食べ、酸素を取り入れて栄養素にして血液で全身の細胞に与えていなければなりません。

しかし、吸っている空気、口にする食物などのさまざまな有毒物質が体内に取り込まれています。これから出る老廃物や有毒物質がすぐに体から出て行ってくれるのなら、何の問題もありませんが、排泄系の器官のどれかが弱ってしまって、老廃物や有毒物質が体内に溜まってしまうと、いずれかどこかの器官が弱ってしまい病気になってしまいます。

私たちの体は、疲労、ストレス、血行不良、血流の酸性化として、乱れた食生活の結果、毒素が蓄積して、体が弱ってしまうので注意が必要です。有毒物質や老廃物を抱え込んだ体は活力を失い、これらを外へ捨てる力も弱ってしまい内臓や器官は疲労し、悪化してしまい、ついには病人となってしまいます。

一般に血液と諸器官の清らかさが同じくらいなら理想的です。血液は全身の器官を巡ってすべての細胞に届くので諸器官が汚れれば、血液が全身を汚してしまいます。体の組織をきちんと健康にするには、病弱なプラスイオン化した体をマイナスイオンに傾けることが大切です。

私たちが食べた食べ物が大腸の中を進んで行くのは腸の蠕動運動によるため

で、腸壁が収縮することによって食べ物を推し進めています。この蠕動運動で食べ物のカスだけでなく、腸内の細菌や腸の古い細胞や粘膜も老廃物として排泄します。これらの食べ物のカスと老廃物がスムーズに排泄されないと、有害な物質がどんどんたまり便が詰まって本来の腸の働きが出来ない状態になってしまいます。

排便は新陳代謝の最終行為のひとつです。壊れた細胞や組織、それに醗酵した食物のカスを排出するのですから、大腸が活発に働かないと便通は停滞してしまいます。

なお、肝臓における尿素合成機能が衰え、あるいは腎臓の尿素濾過機能が不調になると、さまざまな排泄障害が引き起こされ最終的に尿毒素になってしまいます。

昔から「肝腎かなめ」といいますが、文字通り肝臓（尿素合成）と腎臓（尿素排泄）は生命を左右しているわけです。

肉類を多食すると尿素合成のため肝機能が酷使され、また、尿素を排泄するために腎臓に無理がかかり、さらに血液中に尿素が増加すると酵素活性が低下してしまいます。

負電荷（タカタイオン）をすると腸の蠕動運動が促進され、また腸の酵素活性がされ、腸の腐敗を防ぐことが出来ます。そして、カチオン効果で血液が浄化されて酵素活性が賦活し、肝臓や腎臓の負担が大いに軽減されます。

さらに、肉食をつつしみ野菜食にすると効果が倍増されます。

動物性たんぱく質を多食すると、腸内で腐食が起こり、その腐敗毒素（アンモニア、アミン、硫化水素、フェノール、インドール）が血液中に吸収され、あるいはたんぱく質の最終代謝産物である尿素、尿酸などが血液中に増加して、これらの老廃分解産物によって血液が汚れます。また脂肪を多食すると、中性脂肪やコレストロールなどが血液中に増加するといったように血液は汚れたままになります。汚れた血液が全身に回ると、さまざまな障害を引き起こすことになります。

タカタイオン療法を続けていると、まず細胞膜のＡＴＰが活性化して膜のＡＴＰ産生機能が高まり膜のイオン選択透過能（能動輸送力）が活発になって細胞の内外のイオンバランスが正常化されます。この場合、カチオン効果で腸内に残留している余分なナトリウムイオン、カルシウムイオンは血液中に移行し、反対に血液中に滞留しているカリウムイオンは細胞内に戻されるという具合として細胞内外のミネラルバランスが整えられ、膜電位が増加され生体電位が充実します。この細胞内外におけるミネラルイオンの移動は、ドクター　マキ　タカタが発見しました。

「血清架数値反応」によって生化学的に証明されております。

さて、このタカタイオンによってナトリウムイオン、およびカルシウムイオンが血液中に移行しますが、この場合カルシウムイオンが血液中に増えると血液中に溜まっている老廃酸素（乳酸、ケトンなどの酸性物質）が中和されて無毒化し、血流が浄化されて弱アルカリ性（サラサラ）に保たれます。そして、肺や腎臓や肝臓などの働きを正常化して、酸毒の浄化機能を高めると共に血液緩衝系の働きを増強して血液ペーハーを正常にする結果、酵素活性が賦活して健康な心身をつくり上げるわけです。

タカタイオン療法は何にも感じませんが細胞が活性化して健康に導いております

タカタイオン療法は、全く無感覚であるために何か物足りないという人もおりますが実は、この無感覚こそが安全で無害なことを証明しております。その理由は、血液中のナトリウムイオン、カルシウムイオン、カリウムイオンを法則的に規則正しく一定方向に移動させ、マイナスイオン効果とカチオン効果が体の内部から健康に導くために無感覚なのが当然であり、当たり前なのです。それ故に無害安全なのです。

類似治療では、マイナスイオンの効果を与えることは出来ません。その理由は、電磁場を与えてその刺激効果で治療する方法がほとんどです。

そして、ビデオ上映や体験談が多く病院の医師が病気の人を治療した臨床例はほとんどありません。さらに、治療効果の基本的なことや基礎的な実験などの説明がないのはどうしてなのでしょうか。

つまり、多くの臨床例や治療効果の基礎的な実験がないのではないでしょうか。

タカタイオン療法は、治療中にカチオン効果で、血液の改善効果や活性酸素を無毒化にしたり、自律神経を安定化したり、酵素を活性化したり、さらに、免疫力を高めたり、いろいろな効果を与えております。

そして、できるだけ長く続けることでこれらの効果が統合的に発揮され健康に導いてくれます。

なぜ、無感覚なのか御説明しますと、マイナスイオンの効果やカチオン効果の規則正しく移動していることや活性酸素を無毒化にしていること、酵素を活性化していることや、自律神経を安定にしていること、そして、免疫力を高めていることが何かに感じますか?これらの効果は決して感じることはありませんが、体内ではさまざまな効果を与えております。しかも苦痛やヒリヒリ感などは全く感じることはありません。

病気を改善したいと願うならば、日常生活や食生活の改善と、体内の細胞が十二分に正常に活動できるような体内の環境をタカタイオンでつくり上げることが重要です。

細胞が自由に活動できる環境とは、二つの要素が必要です。ひとつは“生体防御機構”が常に正常に活動できていること、もうひとつは、生体イオンのバランスが保たれていることです。この二つを満たす重要な機能が「自律神経」と「免疫系」と「内分泌ホルモン」です。

このことを医学会では『生命の三角形』と呼ばれております。この生命の三角形のみなもとは細胞の塊です。その機能を正常に働かせるのには、細胞そのものを活性化して元気にしてあげる必要があります。

それぞれの細胞自身が活動すれば、病気を治して健康を維持するための生命力も活発になっていきます。

タカタイオン療法は、生命の源である細胞を元気に改善するので治療効果が期待できます。

治療をしていても何も感じないこの不思議なマイナスイオン効果は、体の内部より改善して健康に導いてくれます。

マイナスイオン効果を与える治療法と まったく違う類似治療法

まず図のオシロスコープ（精密測定器）による類似治療器の波形を見てください。簡単に説明しますと図1はタカタマキ博士が研究し臨床医学で実証したマイナスイオンの治療効果を証明した波形です。マイナス300ボルトで横一直線です。図2～6の波形はすべて大きく波打っております。これが「タカタイオン療法」と類似品の決定的な違いです。図2～6までの波形でしめすとおり、マイナスだけ波を打っている波形と、プラスとマイナスに大きく波を打っている変動電位の状態では身体に与える電子の量が繰り返すために、血液中のK、Na、Caの量がその都度変化してしまいます。

図1

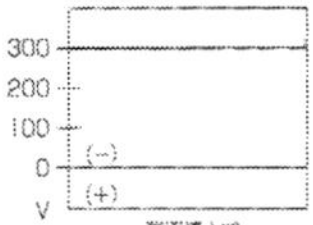

高田博士式
マイナス電子型

図2

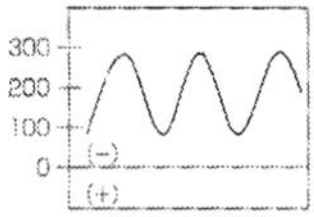

変動マイナス電子型

図3

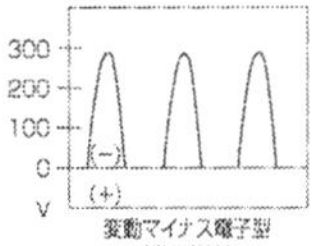

変動マイナス電子型
（半波整流）

図4

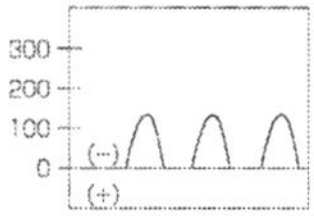

変動マイナス電子型
（半波整流）

図5

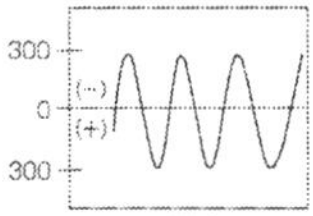

交流波型

図6

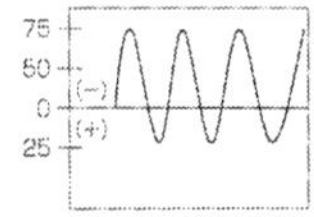

変動マイナスとプラス電子型

変化の幅が大きいと細胞の透過バランスが崩れイオン交換機能がダメージを受けてしまいます。このような変動電位式の治療ではタカタイオン療法のような効果は起こりません。

東邦大学医学部の畑下助教授が両者を生化学的に比較実験した結果、図1のタカタ理論（生体イオン反応）では「絮数値」が減少し、治療効果の高い生体内のマイナスイオンが増加したことを確認したが、図2～6の変動電位式の治療器では体内から「絮数値」は減少せずマイナスイオン効果は起こらなかったと証明しています。

日本大学薬学部（研究結果VOL―35）の実験報告でも、タカタイオン療法と図2～6の変動電位治療器が人体に与える酵素反応の実験で、左記のような結果が報告されております。

体内に存在する酵素は数千種類とも言われ不足したり弱ったりすると、栄養素の吸収が十分にできない。体内毒素の解毒障害が起こる。神経やホルモン系のバランスが崩れる。免疫や治癒力が弱まると、生命活動に重大な影響を及ぼします。その大切な酵素の活性が変動電位を用いた治療器では抑制され、「タカタイオン療法」では活性化されることが確認されました。生体内で尿素をアンモニアに変換する重要な物質である酵素ウレアーゼはマイナスイオンで活性化され、プラスイオンで阻害されることがわかっておりますが、図2～6の変動電位治療器ではまさにプラスとマイナスの波形が顕著に出ている通り、酵素反応に重大な障害をもたらす危険性があることが判ったのです。

マイナスイオン療法による治療とは、酵素反応を活性化させるマイナスイオンを安定した量で生体内に与えるということでなければなりません。その点図1に示した通りタカタイオン療法では常に一定のマイナスイオンを生体内に与えているのですから酵素反応を活発にする安全無害な治療であることもこの実験で証明できたと言えます。

「電位療法の実際」で医学博士の広藤先生は、他の類似電気治療器で治療した人とタカタイオン療法をした人の血液（血清）の絮数値を調べた所、タカタイオン療法ではマイナス7.0でしたが、他の類似治療法（高電位）で治療した人は絮数値がマイナス3.0もしくはそれ以下であり、治療効果の違いを指摘しております。なお、高周波や低周波治療器も体内のマイナスイオンやカリウムイオン、そしてナトリウムイオン、さらにカルシウムイオンの変動や移動はなくマイナスイオン効果はありませんでした。しかも、長波や超短波治療器にもマイナスイオン効果は認められませんでした。

もし、タカタイオン療法のようなマイナスイオン効果があると宣伝し、販売している業者がおりましたら、我々は業者の反省を期待しております。

無料体験コーナーの治療法はどうして椅子に座って治療するのか、その理由はマットから強力な電磁場（磁界）が出ており、その電磁場（磁界）で治療する方式のため他の人に触れると危険であり、タカタイオン療法のように金属製の治療導子を直接持つと感電してしまい危険なので、絶縁されたマットの中に導子が密封されているのです。

それゆえに、掲数値で体内のイオンを測定すると体内のイオンが測定されません（東邦大学医学部・畑下助教授）。つまり、マイナスイオンを与えていないということになります。

なぜかというと、完全に設計と製造方法が違うのです。

タカタインオン療法のマイナスイオン効果は、本体に接続されている治療導子（5.5㎝×９㎝のステンレスの金属プレート）を手に持つか、皮膚に当てるだけでマイナスイオン効果を与えることが出来ます。治療中に他の人に触れても、決してビリビリやヒリヒリと感電するようなことはありません。読者の中には電気だから危険ではないかと心配する方もおりますが、治療導子の金属部を直接手に持つか、皮膚に当てることで厚生労働省の（電位治療器）の許可を取っておりますので、安心して使用が出来ます。

第五章
臨床報告集

タカタイオン療法は、どのような病気や症状の改善に効果があるのか、もっと多くの臨床例を具体的に知りたい方は、別冊の149ページもある臨床文献集がありますのでお電話を下さい。無料で差し上げます。

この章では別冊の臨床文献集から抜粋して報告させていただきます。

臨床例について、良く以前から読者からこのようなお電話を頂いております。

『タカタイオン療法の電位治療と同じ臨床例がその他の電位治療器でも宣伝しておりますがタカタイオン療法と同じではないでしょうか』

タカタイオン療法の臨床例は、多くの大学医学部や医者が30年以上も治療効果があるかどうか、いろいろな病気や症状を持っている患者を臨床し、効果があるとわかると、なぜどうして効果があるのかいろいろな基礎実験によって解明しております。（別冊の基礎実験の試料をご希望の方はお電話を下さい。無料で差し上げます。）そして電位治療器の販売をしておりますが、その他の電位治療器の臨床例を見てみると、ほとんどが数点の臨床例と体験談だけです。

本当に治療効果があるのでしたら、必ずどこかの大学医学部や医者がいろいろな病気や症状の患者を改善させた多くの臨床例があるはずですが、体験談だけでは駄目ですネ。そして、効果のあることを証明している動物実験の報告もありませんのでタカタイオンの臨床例とは全然同じではありません。

消費者に効果がありますョという宣伝のための臨床例としか考えられませんのでタカタイオン療法と同じ臨床例ではありませんのでご注意下さい。

つまり、臨床例は、治療効果があるかどうか、多くの基礎実験といろいろな病気や症状を持った患者を長い間臨床しなければ結果は出せません。

マイナスイオン療法の開発者であるタカタ博士と、以下の諸先生方の30年〜50年にも及ぶ臨床例から一部を紹介しています。（肩書は当時）

なお、これらは、体験者による主観的な、いわゆる体験談とは全く異なり、医学の研究者による研究成果であり、客観的な評価によるものです。また、臨床報告には専門用語や数値が書かれており、一般の方には理解しにくい部分もありますが、医学的な報告ですので、そのまま掲載していることをお断りしておきます。文中で「イオン療法」あるいは「療法」とあるのは、マイナスイオン療法のことです。

（本文中の臨床報告集は、以下の大学医学部の臨床文献より抜粋致しました。）

・東邦大学　タカタ　マキ博士と共同研究者と門下生

・東邦大学　佐伯誠博士
・名古屋大学　橋本善雄博士
・新潟大学　桂重鴻・川上内科院長
・広島大学　広藤道男博士（広島記念病院／伊豆逓信病院・内科部長）
・健康医学研究所／難病治療研究所／関東電気通信局健康管理所長）
・関東逓信病院　新井雅信博士
・広島大学厚医研　病理学助教授　広瀬文雄
・北海道大学　山田貢博士／山田豊治博士
・愛知県足助病病院　竹中荘治博士
・県立神戸病院内科　高田静夫・大木佐博士
・日本医科歯科大学神経内科　織茂智之博士
・文化村診療所　町田登先生

『ここで紹介している臨床例は別冊の149ページもある臨床文献集の中から少しだけ抜粋して報告しております。この本以外の臨床例に興味のある方はお電話を下さい。無料で差し上げます。』

東邦大学医学部生化学教授　タカタマキ博士の報告より抜粋致しました。

・脳軟化症　済○蔵○助　86歳　男性

脳軟化症にかかり、半身不随、言語不能、無尿、膀胱炎等を併発し、危篤状態であった。その後危機を脱したが1年間に6～7回も重体になるような状態で最後の手段として療法を試したところ、まったく奇跡的に軽快し数カ月の治療で歩行は可能となり言語も普通に話せるようになった。食欲も出て現在は外出できるまでになった。

・関節炎　島崎○○　61歳　男性

膝関節に罹かかり、外科的治療を受け関節液を排除されたが、それでも軽快はならず、そこで外科治療を止めて療法を開始。30回の治療で疼痛は急速に減退し完全に治った。（老人に見られる神経痛、坐骨神経痛、腰痛、肩関節周囲炎などは療法で比較的容易に改善する）

・脳梗塞後遺症　吉〇千〇子　48歳　女性

脳梗塞を起こして病院に入院。後遺症が残ったが療法を始め1年後には後遺症も軽快し、不眠症も治りその後益々健康になった。

・白内障　近藤〇〇70歳　男性

白内障のため検査を受けた所、進行度を見て手術をしなければならないと言われた。療法を続けたところ、進行は停止し、2年後も視力の低下はみられず手術の必要はなくなった。(老眼は視力の良くなることが時にあり、特に老人性白内障は進行が止まる。また眼底出血の視力障害も急速に回復する)

・不眠症　三〇和〇子　37歳　女性

強度のノイローゼより、ある精神科の病院に収容され、電撃療法や持続睡眠療法などを受けて2か月後に仮退院。自宅で不眠症とノイローゼのためにトランキライザーを濫用しましたが、少しも効果がないということで治療に来ました。早速、療法を試したところ、不眠症は1か月後に全快し、精神状態も安定し普通の仕事ができるようになりました。

（不眠は神経過敏の人や、感情の安定していない人に多いのですが、この療法は自律神経と同時に感情中枢の改善はイオン療法の特徴と言えます。）

・高血圧　島〇〇〇50歳　女性

血圧が２３０㎜Hgあり、頭痛、頭重、のぼせ、不眠などのために勤労意欲がまったく喪失した状態でした。数回で33㎜Hg～47㎜Hgも降下。その後二カ月間、毎日療法を続けたところ全ての症状が改善された。

・高血圧　阿〇夫〇　60歳　男性

心臓肥大と腎性高血圧で常に飛蚊症があり、血圧は２１０㎜Hg動悸息切れを訴えていた。療法によって飛蚊症は4～5日で改善。階段の上り下りもらくになり、10日後には血圧１６０㎜Hgとなり数カ月後には１３０㎜Hgであった。

・低血圧　大〇ひ〇　62歳　女性

低血圧症、胃炎、扁桃痛が50歳の閉経時からあり、初診時には血圧90／70㎜Hgで貧血があり、長らく食欲不振と不眠を訴えた。そのため、療法を開始し一週間目頃から食欲は旺盛となり、治療2か月で改善され80回目の検査で128／80㎜Hgとなった。

・胃潰瘍　白○福○朗　60歳　男性

生来胃痛に悩み、胃潰瘍と診断されたことも何回もありました。常に対処療法で持ちこたえてきましたが、胃潰瘍の悪化を機会に療法を開始しました。治療を行ううちに30回くらいから胃痛や胸やけなどの不快症状は消え何の異常も出なくなりました。

・慢性多発性関節リウマチ　葉○み○子　32歳　女性

上肢と下肢、ことに手や足の関節が次々と腫瘍して激痛を伴い、九年間に渡り半臥床を余儀なくされていました。しかし、療法を開始すると間もなく軽快して、疼痛も去り歩行も楽になったのです。1年半近く続けて八分通り治癒。その後4年程して再発しましたが自宅で療法を再開、その後は大した苦痛もなく日常生活を送っています。

・頻尿症　山〇〇子　38歳　女性

尿意で1時間に1度くらいトイレに行きたくなり困っていた。療法開始後、3～4日目頃から効果が現れ20日目くらいでほとんど普通の人と変わらない排尿数に改善された。

・慢性便秘　関〇キ〇　62歳

便秘症で浣腸または下剤を飲まないと充分な排便がない。療法15回目くらいで自然排便できるようになり今までにない爽快感を得るほど改善された。

名古屋大学医学部　教授　橋本義雄の報告より抜粋いたしました。

・脳貧血後の半身不随症　53歳　女性

突然脳出血の発作を起こし半身がしびれ、右手と右足は動かず言語障害があった。初診では右足は少し動かし得る破行し、血圧は240/110㎜Hgであった。療法を始めたところ、血圧は210/110㎜Hgとなり右手で箸をとれるようになった。15回治療をしたところ、右手は挙手でき、指も握り開きが出来るようになり、ほとんど改善した。

・網膜出血　萩○た○子　55歳　女性

網膜部に静脈血栓があり、8か月前から右目の視力がほとんどありませんでした。しかし、療法を開始したところ、2週間目ころから非常に視野が拡大し、約2カ月で小さな中心暗点を残すほどに回復しました。血圧は190㎜Hgでしたが、160㎜Hgに下がり、以後は安定しています。

負電荷負荷療法の実際とメカニズムの報告より抜粋をしました。

・**B型肝炎　○本○治　49歳　男性**

健康診断でB型肝炎と言われ、そのままの状態でいましたが左側胸部に赤い発疹が発生したので、悪化を恐れてすぐ療法で毎日60分、マイナス300ボルトの治療を始めました。

2カ月後は発疹がなくなり体調も良くなって再度健康診断をすると、以前はHBs抗体が4190倍もあったのに1280倍となり体調は良好となり日常の生活も正常にできるようになりました。

・**肝硬変　鈴○大○　63歳　男性**

伊豆逓信病院内科にて、肝硬変をこの療法で治療したこの男性は来院時にすでに顔や皮膚が黄茶褐色を呈しており、腹水が中等量以上あったため、車いすで入院しました。この状態の患者は1年位の間には亡くなるのが普通です。入院後はぶどう糖とアミノ酸の点滴を週2回行うのが基本的な治療ですが、今回は入院時より早速療法を加えました。結果は良好で、早々に内服薬と家庭での治療に変更することができ、元気に散歩ができるまでに回復しました。

・糖尿病系肺膿腫　副○啓○　45歳　男性

10年前より糖尿病になっていて痰とか咳とかが出るので、腸部X－Pにより肺膿腫陰影で確認し即刻入院。イオン療法と食事療法さらに抗生物質で治療し、1か月後には徐々に縮小し、3か月後には全く陰影がなくなり、本人の希望で退院した。

イオン療法の効果によるガンの改善負電荷療法の実際の報告より抜粋をしました

ガンを改善し再発転移を予防したイオン療法
負電荷療法の実際（マイナスイオンの効果）

イオン療法はウイルス性のガンに有効例が多いと想像される。治療を始める患者のガンが、ウイルス性か否かを判定することは困難であろう。しかし、次に記述するガンはウイルス性が多いとされているから、イオン療法による免疫力の増加によりウイルスが減少すれば、それだけガン治療に有効であると思われるのである。ガン患者のうちでウイルス性のものが多いものを考えると、膣ガン、悪性リンパ腫、鼻・咽頭ガン（ＥＢウイルスが関係する）などは、ほとんどがウイルス性のようである。

結論的にはウイルス性のガンの場合はイオン療法により、

・発生を防止する可能性がある。
・ガン組織の拡大を防ぐ
・延命効果を与える場合が多いと考えられる

文献によると、広藤医学博士は長い間患者をイオン療法で治療しており、さまざまな効果が認められました。それらを要約すると、次の10点にまとめることが出来ます。（広藤治験例より）

イオン療法の効果によるガン改善

1、痛みの改善、あるいは消失

肝臓ガン、胃ガン、前立腺ガンの痛みはすべて消失されましたが、骨に転移した場合の痛みは軽減しませんでした。

2、不眠の改善

すべてのガン患者において不眠の改善が見られました。

3、食欲の増進

胃ガンをはじめとするガン患者において食欲が増進し、体力と気力も増しました。

4、血液の改善（貧血症）

　各種悪性腫瘍の場合に貧血はつきものですが、すみやかに正常値近くまで改善することができました。

5、抗ガン剤の副作用の軽減

　とくに白血球減少症を防ぎ改善に向かうため、長期に渡って使用が出来ます。

6、深部治療の副作用の防止

　イオン療法との併用により、治療の副作用を防止するだけでなく、食欲増進や体力増加、気力や元気の回復が期待できます。

7、ガン転移の防止

　イオン療法はガンの周囲および全身の細胞機能を賦活させるので周囲にガンは広がりにくくなり、リンパ腺転移も減少します。日常的にイオン療法をしていた人は、何かの原因で身体のどこかにガンが発生しても、リンパ腺や臓器には転移しません。

8、ガンの長期免疫療法の見通しがある

とくに適量の深部治療、あるいは抗ガン剤との併用による延命効果は非常に大きく、職場復帰も可能になります。

9、イオン療法は早期に用いるのが得策

日常から療法をしている人は早いが、初めての人は十五〜二〇回くらい治療してから、他の外科的、薬物的、あるいは深部治療を併用することが理想と考えられます。しかし、手術後やほかの治療の途中から始めても効果はあり、日数と共に十分に発揮します。

10、発ガン予防

日常的にイオン療法を使用していると、細胞性や液性の免疫力を著明に向上させるので、発ガン予防になると考えられます。各種のガン患者の治療にこの療法が有効なことは、マイナスイオン療法の開発者であるタカタ博士によっても立証されています。主な有利点と、5年以上の延命効果を示した例をここに紹介します。

・抗ガン剤の副作用の防止

抗ガン剤を投与すると、白血球減少を起こしやすいものですが、この療法を併用すると、普通量の抗ガン剤投与では白血球減少が全く起こりませんでした。例えばエンドキサンの静脈注射では普通の三倍量を用いても白血球減少症が起こりません。そのため、十分かつ長期に薬剤を使用することが出来ます。

・乳ガン手術のリンパ腺転移再発も防止する。

石○恵○子　65歳　女性

最初に右側乳ガンの手術を釧路市立病院で行った。その後右鎖骨下窩にリンパ腺転移があり、リンパ腺切除をしたが完全には取り切れず、釧路市より東京の関東逓信病院に転院を願って入院。放射線治療と療法マイナス300ボルト60分の併用を行った。

その後、リンパ腺の腫れが少なくなり食欲もよくなり、肥大していたリンパが縮小して圧迫がとれ静脈の流れがよくなったと思われる。その約1か月後右鎖骨窩静脈の血液の状態も改善され、リンパ腺が縮小したので、放射線と療法の併用を中止した。MRIによるCT検査によって骨転移とか肝臓転移はなく、治療の副作用もほとんどなくQOLも良好に保たれて治療が終了した。その後、乳ガンの転移とか再発は認められなかった。

タカタイオン療法では、体内に増加するマイナスイオンが、弱っている免疫細胞の活性を高めるので、活発になった免疫細胞がガン細胞（異種たんぱく）のまわりに取り付き、ガン細胞を抑制することがわかっています。また、免疫細胞以外の通常細胞に対しては活性効果を与えますのでマイナスイオン療法を続けていると、体力も気力も充実してきます。

その結果、増殖しようとするガン細胞は抑えられ、他の臓器やリンパ腺への転移はなくなると考えられます。

難聴や耳鳴りを改善する

電位療法研究会　会誌　VOL7．No.1，2

難病療法研究所（元伊豆逓信病院内科部長）

現在の治療法では難聴や耳鳴りの治療は難しいとされていますが、私たちは5例の患者にタカタイオン療法を用いていずれも改善されたので、今回はその1例を述べて参考にしていただきたいと思います。

■両側難聴、増幅障害及び蓄膿症（田○博　54歳　男性）

既　往　症：10歳の時に両側の中耳炎を患い、15歳で右側の手術を行ったが、その後両側の難聴と耳鳴りを生じるようになった。

現　病　歴：夏ごろより難聴が急に高度となり、耳鳴りも増加し、また、平衡感覚障害がありふらふら感を生じた。このため右側に補聴器の使用を始めたが使用開始後2カ月に一度めまいを生じ、また、寒いとか自転車に乗るとシャーという音がし始めた。また、テレビを見て聞こえないので音を少し大きくすると、急に大きく響いて（増幅障害）気分が悪くなり始めたが、これはリクルート現象と言われるものである。

検査と治療：このため関東逓信病院で受診したところ、両側中耳の10歳より炎症による中耳化症と判明したが、鼓膜は正常位置であるが、変形してへこみ、聴神経への伝達が悪くなっている所見が認められた。

治　療：耳鼻科部長によれば、手術か補聴器より他にはないと言われたが、いずれも困難であると指摘された。

タカタイオン療法による治療経過

・療法をマイナス250ボルトで30分で始めたが、だるさも生じないのでマイナス300ボルトで60分にした。

・10回目には耳鳴りが時々あるが前よりよくなり、めまいがなくなり、気分不良が生じない感じとなった。

・35回目にはリクルート現象はテレビを見ても生じなくて、気分不良がなくなり非常に喜んだ。耳鳴りもだいぶ治まり、平衡感覚検査でも異常はなくなった。41日後に筆者が電話で、低音で話しても会話可能であった。

・70回目には聴力テストで著明に改善されていることが認められたが、特に右側は全周波数において改善されている。

●考察●

改善された理由を検討する前にこの症例が難聴に陥った理由を資料などで説明すると、

①中耳に炎症が残存している。

②耳小骨（つち骨、きぬた骨、あぶみ骨）連鎖に肉芽がくっついたりして振動の伝わりがなめらかでない。

③鼓膜が変形してへこんでいる、などが判明した。

この状態が改善するのには免疫力の増強、創傷治癒力の回復などが必要と考えられる。そしてこの両者が改善すると起炎菌の減少と創傷治癒力による炎症の改善が現れ、耳小骨の振動が回復し、鼓膜の変形が改善することが想像される。タカタイオン療法はこの両者を可能にすることは記述したデーターより考えられるのである。

この患者は35回ごろには、リクルート現象も生じて気分が悪化することもなくなった、ことは大きな意味を示すと思われる。

リクルート現象は感音難聴に分類されているもので**聴細胞**の変性や内リンパ

液の変化が主な原因となるものであり、この症状が消失したことは聴細胞の改善と内リンパ液の回復が示されるものである思われる。この点よりすればタカタイオン療法の生理作用としての細胞の活性化による細胞の改善は基本的な意義を感じさせるものである。治療例としてはこの他に最近増加しつつある突発性難聴の2例と内・中耳混合性神経性難聴の1例も改善されている。

16例の自律神経失調症の患者を治したタカタイオン

広島記念病院内科（共済広報第8、第4）
臨床文献集（抄）

薬物的検査（アドレナリン・アトロピン及びピロカルピリンの各試験）で高度の自律神経失調症が認められた16例の患者にタカタイオン療法を毎日マイナ

ス300ボルトで合計30回治療し、その前後の検査成績と自律神経異常微候等を比較検討した。16例の失調のうち9名は全自律神経不安定状態を、7名は全自律神経系緊張亢進を示し、他の反応は認められなかった。

その結果

（1）薬物検査では著効10例（62.5％）軽快例（37.5％）で、改善されなかった。

（2）自律神経異常微侯のうち、消化管X線診断により胃アトニーを有する下垂症や緊張胃は何れも改善され、高度の胃アトニー症も治療終了後1カ月以上を経過する同様な正常状態を保ち、また便秘、あるいは神経性下痢も改善され、脈数も改善され、頭痛、のぼせ等症状も改善された。低血圧7例中3例は改善されなかった。皮膚の症状である手足の冷え、ほてり、顔色の紅潮および蒼白、発汗の過多あるいは僅少、内臓神経症も著明に改善した。

（3）疲労性、睡眠障害、口渇、尿意頻度等も改善された。

全成績を総括すると、有効12例（75％）軽快4例（25％）で、前例において好転したことからマイナス電位を与えることは自律神経機能に非常な好影響を与えると結論することが出来る。また、自律神経は一般に自律中枢に関係があると考えられているがボスミン法によるソーン・テストの改善例等により考えると、マイナス電位を与えることは中枢性にも作用点が存在することを推定せしめたのである。

この臨床例によって、タカタイオン療法は早くから自律神経に強力な好影響を与えることが明白となり、マイナスイオンは自律神経を改善し、それによってその他の多くの病気も改善して来ております。このことを他の臨床例でも証明している。

●考察●

この検査の結果、視床下部にある自律中枢神経細胞の機能が改善されることが分かりました。同時に感情中枢細胞をはじめ、脳幹、小脳、あるいは脊髄中の神経細胞もマイナスイオンの影響を受けていることが判明した。

この実験の臨床的な意味は、自律中枢の改善は多くの患者の自律神失調症の改善や自律神経系と関係のある病気の人の改善に役立ち、さらに感情中枢の安定化を考えれば、不眠症や臓器神経症（心臓神経症、神経性呼吸難、大腸過敏症など）胃、十二指腸潰瘍、メニエル氏病、更年期障害、扁桃痛などの改善にも非常に役立つ。

感情中枢は大脳辺縁系にありますが、マイナスイオン効果は脳細胞機能を安定させますので、治療後精神的自覚症を安定させる。

認知症が改善され家族に笑顔が戻った改善例

電位療法研究会　会報　難病治療研究所
元伊豆逓信病院内科・医学博士　広藤道男先生の報告
（VOL8　No.21号）

■糖尿病、脳動脈硬化症、老人性血管症認知症
・症例1　国○順○　64歳

糖尿病が50歳で発見されて治療を始めましたが、高度になったので難病治療研究所に入院治療をしましたが、すでに脳動脈硬化が進行しており、次第に下肢の末梢神経が鈍くなり、動脈硬化による循環不良のため歩行動作が鈍くなりました。

同時に床に伏している時間が増え、ついに尿失禁のためおむつを使用する状態となったため、妻や嫁の介護負担が増加しました。

この頃から他人の言葉も理解できなくなり、記銘力も不能。意味不明なことを話し、1分前のことも思い出せなくなってしまいました。

顔貌は無表情。寝たきりで、一人で上半身を起こすことは出来ません。胸部や心音に聴診器の異常はなく、腹部は軽度の肥満で、圧痛なし。下肢の筋肉は緊張性。手足は厥冷。質問に対して全く反応できません。明らかに糖尿病を基礎として動脈硬化の血管性認知症で脳萎縮因子が増加しつつあることが認められました。

発症時から近くの病院でビタミン剤と糖尿病治療薬や血行促進剤を受けていましたが、症状は進行していました。63歳の夏から、療法を開始。初めマイナス200ボルト30分を1週間行い、次第にボルトを高くして、250ボルト30分を継続しました。

初めから尿量が増加し、治療開始後1週間で著明に多量となり、2週間目より尿量も正常、尿意を伝えるようになったので尿瓶で採尿できるようになりました。

1か月後から、尿意を伝えた時にトイレまで連れていけるようになりました。会話をするようになり、食欲も出てきて記憶もよくなりました。

このために、妻と嫁の介護は非常に楽になりました。2か月後から自分一人で用便に行くなど、治療を始めて1年目には介護は全くなしに、ほとんど一人で生活が出来来、庭も歩けるようになりました。

■脳動脈硬化症・血管性認知症（負電荷療法の実際）

・症例3　中〇井〇　74歳　男性

この方は70歳の時から物忘れが強くなりました。また、会話がむずかしくなり、同じことをたびたび言うようになったのです。73歳の春、用便に行く途中に意識不明で倒れました。翌日には不随だった右半身の状態も消失したのですが、念のために広島市民病院に入院しました。

検査の結果、脳動脈硬化健忘症と診断。入院時によりアレビチン0.2gフェノバール0.1gを毎日服用し、四週間で退院しました。退院後、自宅で療法をマイナス３００ボルト、30分で毎日行ったところ、１か月後には体力も出てきたので60分に延長。１２０回までに次第に記憶が回復し、家庭のことや1か月前のことも思い出すようになり、会話も普通にできるようになりました。種々の判断も可能となり、その改善にめざましいものがありました。

ベーチェット病（膠原病）にも効果を発揮する

電位療法の実際（マイナスイオン効果）

新潟大学医学部（川上内科医院長）川上正先生の報告

ベーチェット病（膠原病）は、全身的な病気で内科・皮膚科と関係する難病です。皮膚や目、口の粘膜で発病し、消化器や循環器さらに関節や脳神経が侵されることもある。

・症例　会社員　52歳　男性

29歳ごろから、時々口腔粘膜、外陰部にアフタ性腫瘍があり、しかし、間もなく消失していた。36歳ごろから膝、足関節の腫脹、疼痛が出現し、起床直後には歩行不能のところもあった。ついで、発熱（中等熱）が加わり約1か月間持続した。これらに対してプレドニンをはじめとして、さまざまな薬物療法を試みたが、著効は得られなかった。この間全身に発疹をみた。ＲＡテスト（－）血沈値は正常であったと記憶している。また時に無痛性下血、あるいはいつの頃か不詳なるも、睾丸炎症状を呈したこともある。

治療方法と効果

ドジメーター１００～１５０と、１日１時間のイオン療法を行った。

アフタ性腫瘍に対して不規則な治療であったが、はっきりした効果は認められなかった。発疹、発熱、関節痛が同時に存していた時は単独法であったが3症状は短時日で消失し、明らかにイオン療法の効果と断定できた。すなわち、初回に発疹が軽快するのがわかったし、発熱は翌日消失、関節痛も数日で寛解した。

おわりに

この療法は、血清高田（タカタ）反応（肝蔵機能検査法）や太陽第四線の発見者として有名な高田（タカタ）蒔医学博士（アメリカ国際アカデミー名誉会員、前東邦大学医学部教授）が1940年に太陽第四線による生体イオン化現象を研究中に発見された電位負荷の法則にもとづいて、タカタイオン（負電位負荷装置（厚生省認可　46B第167号）を発明され、治療導子（ステンレス）の板が皮膚に直接当たっている所より電子が与えられる製造許可を取り、これを使用して生体内に直接マイナス（陰）イオンを多量に増加させて、このマイナスイオン効果を充分に発揮させ、体液性、細胞性、神経性を全身に治療効果を与えることを確認され、36年間から50年間の長い年月にわたって高田（タカタ）博士並びに諸先生による多くの臨床実験によって、空気イオンや類似品よりも治療効果のあることを実証され、その諸報告は医学関係雑誌に発表されました。

最近、テレビや新聞で報道された無料体験コーナーの業者が、高齢者を集めてビデオ上映や実際には治療効果のない商品を誇大表現でダマして販売していたことが問題となりました。（興味のある方は新聞のコピーを無料で差し上げます。）

無料体験で疑問や不安を感じたら必ず医者の臨床例や治療効果を解明した資料などを求めるべきです。それに応えられない業者だったら、商品の購入を控えておくことをお勧めいたします。

タカタイン療法は、本書に掲載した臨床例のほかにも実際に治療を行った大学の医学部の先生や医師たちの臨床報告集と基礎実験が別冊で保管されておりますので、ご希望される方には資料を無料でご提供いたします。皆様の一日も早くご健康を回復していただきたいと願っております。

参考・引用文献

・細胞を読む　山科正平　講談社
・酵素生き生き長寿！　弘邦医院・林督元　ぶんぶん書房
・若返り物語　松本英聖　（株）メソニカ
・酵素が免疫力を上げる　鶴見隆史　永岡書店
・細胞のはたらきがわかる本　伊藤明夫　岩波ジュニア新書
・からだの中の電気のはなし　高木健太郎　健友館
・なぜこれは健康にいいのか？　小林弘幸　サンマーク出版
・活性酸素の話　永田親義　講談社
・ミトコンドリア革命　宇野克明　東邦出版
・成人病・ガン・老化は活性酸素が引き金だった　井上貴司　日更書院
・からだと免疫のしくみ　上野川修一　日本実業出版
・生命にとって水とは何か　中村運　Blue Baks
・からだの辞典　浅野伍郎・直江史郎　成美堂出版社
・体と心から毒を消す技術　堀田医院院長　堀田忠弘　マキノ出版
・もしかしてあなたも自律神経失調症？　山口　庚児　ダイセイコー出版

■タカタイオン医学研究所

マイナスイオン電位負荷装置の開発者、故高田蒔博士の理念「病に苦しむ多くの人々を助けることに一生をささげる」を継承し、博士の研究結果を研究者、大学、研究機関に提供し、共同研究を積極的に行っている。また、電位療法の治療効果を広く公用すると同時に、認知宣伝活動を行っている。

本書の内容についてのご質問お問合せは

フリーダイヤル **0120-18-0830**

タカタイオン医学研究所

著者のプロフィール

寺沢　充夫　てらさわ みつお

1941年長野県に生まれる。1968年玉川大学工学部電子工学科卒業。1975年同大学院工学研究科電子工学専攻修士課程修了。1989年フランス国立科学研究所・国立衛生医学研究所で学術研究。1993年京都大学医学部衛生学研修員。1998年同大大学院医学研究科研究生。2005年昭和薬科大学研究生。2006年玉川大学教授定年退任。工学博士・米国科学振興協会会員・ＮＰＯ法人日本自然素材研究開発協議会理事長・日本機能性イオン協会理事・日本保健医療学会専務理事・日本未病研究会理事など数多くの役職を歴任。また、日本生体医工学会・日本健康心理学会・日本医療福祉学会等多数の学会に所属。現在マイナスイオン（負イオン）が生体に及ぼす効果、負電位が生体に及ぼす効果、電磁波と生体の関連性など多くの研究活動を行っている。

青木 昭文　あおき あきふみ

1941年信州安曇野に生まれる。1964年東京工業大学工学教員養成所電気工学科卒業。1972年玉川大学大学院電子工学専攻修了。1964年から2001年は向の丘工業高校等学校教諭。マイナスイオン（電子）研究者前玉川大学工学部講師・現在は電子機器の設計、そして負電位（マイナスイオン）の研究に多くの力を注いでおり、同時にタカタイオンを研究している。

病気を退治する奇跡の健康法

二〇一四年五月三十一日　初版第一刷発行

共　著　寺沢　充夫
　　　　青木　文昭
企画・発行　ＭＴ企画出版
発　売　ＭＴ企画出版
〒一九四―〇〇三五
東京都町田市忠生
二―一五―七五
ＴＥＬ　〇四二―七九一―四三二一
印刷・製本　株式会社アイワ

2014. Printed in Japan
ISBN4-9907700-0-6 C0077